中国百年百名中医临床家丛书

陈苏生

主　编　陈　熠

副主编　陈建平　陈明华

编　委　陈　熠　陈建平　陈明华

　　　　蔡丽乔　杨大用　郭韵华

中国中医药出版社

· 北京 ·

图书在版编目（CIP）数据

陈苏生 / 陈熠主编. ––北京：中国中医药出版社，

2001.9（2025.8 重印）

（中国百年百名中医临床家丛书）

ISBN 978-7-80156-258-6

Ⅰ.①陈… Ⅱ.①陈… Ⅲ.①中医学临床—经验—中国—现代

Ⅳ.①R249.7

中国版本图书馆CIP数据核字（2001）第064273号

中国中医药出版社出版

北京经济技术开发区科创十三街 31 号院二区 8 号楼

邮政编码 100176

传真 010-64405721

廊坊市佳艺印务有限公司印刷

各地新华书店经销

开本 850×1168 1/32 印张 6.75 字数 152 千字

2001年9月第1版 2025年8月第4次印刷

书号 ISBN 978-7-80156-258-6

定价 28.00元

网址 www.cptcm.com

服 务 热 线 010-64405510

购 书 热 线 010-89535836

维 权 打 假 010-64405753

微信服务号 zgzyycbs

微商城网址 https://kdt.im/LIdUGr

官 方 微 博 http://e.weibo.com/cptcm

天猫旗舰店网址 https://zgzyycbs.tmall.com

如有印装质量问题请与本社出版部联系（010-64405510）

出版者的话

祖国医学源远流长。昔岐黄、神农，医之源始；汉仲景、华佗，医之圣也。在祖国医学发展的长河中，临床名家辈出，促进了祖国医学的迅猛发展。中国中医药出版社为贯彻卫生部和国家中医药管理局关于继承发扬祖国医药学，继承不泥古、发扬不离宗的精神，在完成了《明清名医全书大成》出版的基础上，又策划了《中国百年百名中医临床家丛书》，以期反映近现代即 20 世纪，特别是新中国成立 50 年来中医药发展的历程。我们邀请卫生部张文康部长做本套丛书的主编，卫生部副部长兼国家中医药管理局局长佘靖同志、国家中医药管理局副局长李振吉同志任副主编，他们都欣然同意，并亲自组织几百名中医药专家进行整理。经过几年的艰苦努力，终于在 21 世纪初正式问世。

顾名思义，《中国百年百名中医临床家丛书》就是要总结在过去的 100 年历史中，为中医药事业做出过巨大贡献、受到广大群众爱戴的中医临床工作者的丰富经验，把他们的事业发扬光大，让他们优秀的医疗经验代代相传。百年轮回，世纪更替，今天，我们又一次站在世纪之巅，回顾历史，总结经验，为的是更好地发展，更快地创新，使中医药学这座伟大的宝库永远取之不尽、用之不竭，更好地服务于人类，服务于未来。

本套丛书第一批计划出版 140 种左右，所选医家均系在中医临床方面取得卓越成就，在全国享有崇高威望且具有较高学术造诣的中医临床大家，包括内、外、妇、儿、骨伤、针灸等各科的代表人物。

本套丛书以每位医家独立成册，每册按医家小传、专病论治、诊余漫话、年谱四部分进行编写。其中，医家小传简要介绍医家的生平及成才之路；专病论治意在以病统论、以论统案、以案统话，即将与某病相关的精彩医论、医案、医话加以系统整理，便于临床学习与借鉴；诊余漫话则系读书体会、札记，也可以是习医心得，等等；年谱部分则反映了名医一生中的重大事件或转折点。

本套丛书有两个特点是值得一提的：其一是文前部分，我们尽最大可能收集了医家的照片，包括一些珍贵的生活照、诊疗照，以及医家手迹、名家题字等，这些材料具有极高的文献价值，是历史的真实反映；其二，本套丛书始终强调，必须把笔墨的重点放在医家最擅长治疗的病种上面，而且要大篇幅详细介绍，把医家在用药、用方上的特点予以详尽淋漓地展示，务求写出临床真正有效的内容，也就是说，不是医家擅长的病种大可不写，而且要写出"干货"来，不要让人感觉什么都能治，什么都治不好。

有了以上两大特点，我们相信，《中国百年百名中医临床家丛书》会受到广大中医工作者的青睐，更会对中医事业的发展起到巨大的推动作用。同时，通过对百余位中医临床医家经验的总结，也使近百年中医药学的发展历程清晰地展现在人们面前，因此，本套丛书不仅具有较高的临床参考价值和学术价值，同时还具有前所未有的文献价值，这也是我们组织编写这套丛书的初衷所在。

中国中医药出版社
2000 年 10 月 28 日

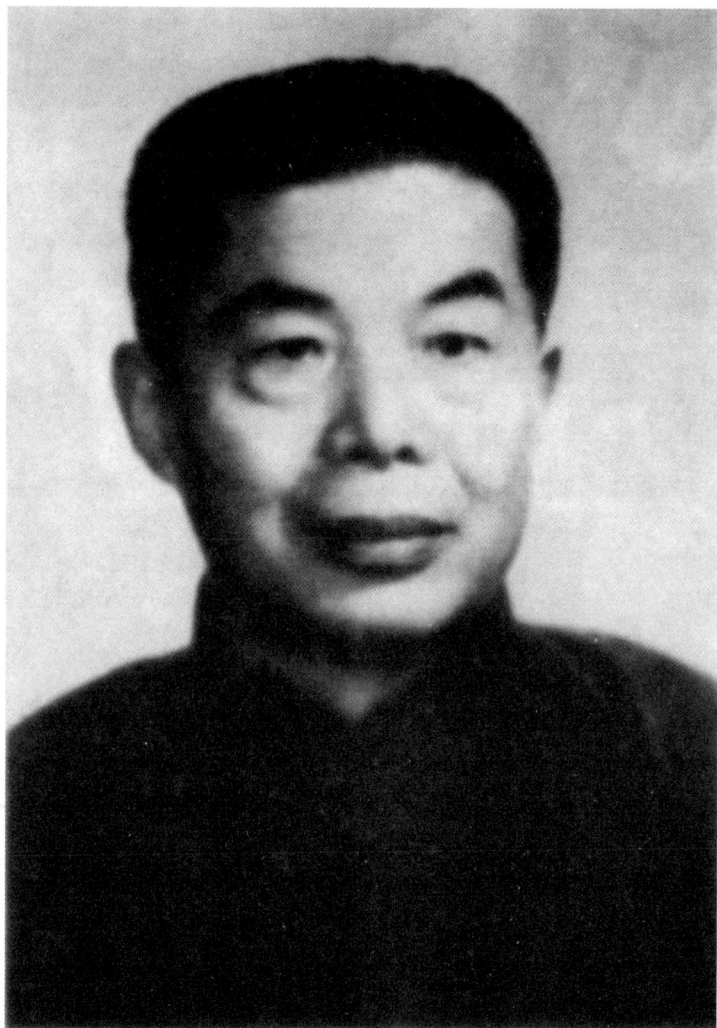

陈苏生先生

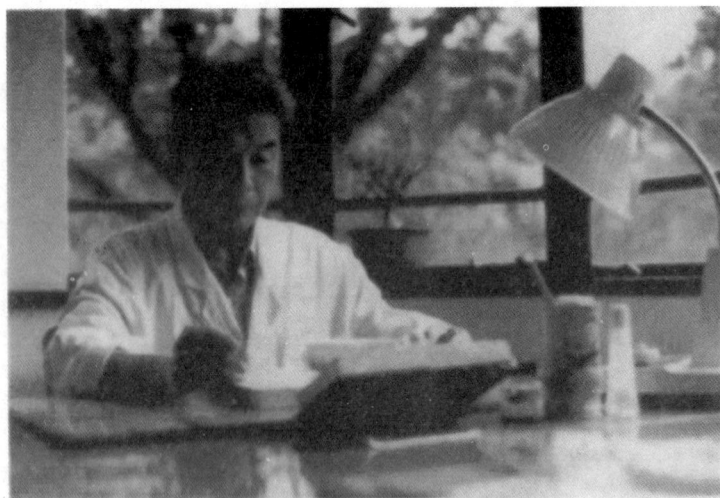
陈苏生先生在研读

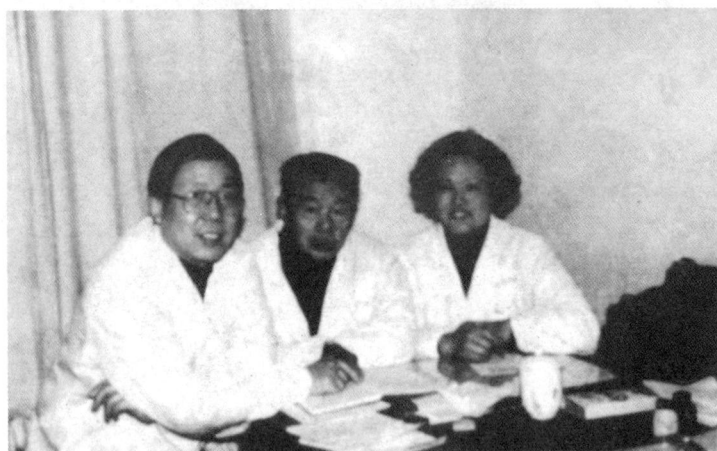
陈苏生先生及其女儿与学生

目　录

医家小传

  中国中医研究院元老、上海中医学院专家委员会委员、上海市中医文献馆馆员陈苏生先生，是闻名遐迩的当代名中医，从事中医工作60多年，在中医理论研究和临床、教学方面均有所建树。

  先生1909年出生，江苏武进人。3岁丧父，15岁丧母，孤苦零丁就养于姨母家。早年生活艰辛，体羸多病，先后曾罹"肺痨""软脚风""伤寒"等病，几经周折而后愈，方悟"医乃仁术，可以活人"，遂立业医之志。16岁时，经介绍至上海名幼科沈仲芳之门，半工半读。从师3年，除了诵习老师指定的《内经知要》《汤头歌诀》《药性赋》《幼科痘疹金镜录》等医书外，还研读了四书五经、诸子百家的著作。嗣后返里，半耕半医。奈因初出茅庐，求诊者本就不多，且尚有因无力买药而停诊停药者，医务收入几近于零。兼之年岁荒歉，生活无着落，只得背井离乡，再到上海谋生，在一家公司当了一名小职员。虽然工薪微薄，仅足糊口，但有了栖身之处，终究难忘业医凤愿，于是重理旧日医籍，顺便给同事们治些不很重大的疾病，亦取得了一些疗效。也正因于此，才偶得机缘，得到了其医术在川中有神明之颂的公司董事长、晚清名医钟符卿老先生的青睐并收为门生，从而能再操旧业。

先生从师学医，喜欢刨根究底，对老师的处方，从药味、配伍乃至用量都要仔细揣摸，稍有不解，便向老师请教或从书中寻求答案，渐渐医术大进，不久在上海市卫生局开业考试中名列前茅。遂得钟师斥资开业，并蒙国学大师章太炎为其题写招牌，开始了独自探索岐黄真谛的历程。悬壶之后，兢兢业业，白天应诊，晚上读书，多年不辍。除攻研中医经典外，也涉猎《解剖学》《细胞学》《新药学》一类新著，接受了现代医学的一些内容，纵横比较，加深了对祖国医学的理解，医名因而日著。

先生读书喜欢独立思考，善索疑。在浏览古医籍时，发现有的地方互相矛盾，是非优劣难以区别，于是产生了寻师访友的念头，先后结识了徐相任、程门雪、章次公、徐衡之、叶劲秋、祝怀萱、张赞臣、姜春华等良师益友而得益非浅。然而人生祸福难料，在先生 34 岁时，其姨父及大表兄、二表兄先后均因罹染伤寒，先经当年已是头角峥嵘、薄负虚名的先生诊治未见大效，而后延请当时的一些名医专家救治，或邀西医会诊，竟都以失败告终。经历这三次教训，使先生感到负疚在怀，常扪心自问：作为一个医生，如仅以治疗轻病浅疾，而不能拯救天横，将何以医为？像姨丈一家那样惨遭病魔伤身者，全国将有多少？为此而使先生萌发再访名师之意。在 1943 年拜识了因擅用附子而被时人称为"祝附子"的中医革新派元老祝味菊先生，几度长谈，使先生听到了许多闻所未闻的见解，大开茅塞，终于第三次拜师，心悦诚服地列于祝氏门下。

当时，正值敌伪统治时期，民不聊生。然而，先生仍坚持每晚抽出一定时间到祝先生家，向祝师质疑问难，探求医学之真谛，经常畅谈到深更半夜，并每天写好笔记，命名为"师门问答录"。前后三年，将所录笔记仿《内经》问难的体裁，辑成《伤寒质难》一书，洋洋28万字，首创"五段八纲"学说，并得祝师点首称善。先生承受了这份宝贵理论，一一付诸实践。尽管书中祝师的见解与传统的观点有格格不入之处，但在先生的实践中，证实祝师的医学逻辑是一种正确的观点。是书1949年初版，次年再版，当时中外名医陆渊雷、徐相任、章次公、周宗琦、兰纳博士等都欣然为之作序。当年陆渊雷进京参加全国第一届人民代表大会时，携此书在与会中西医同道中散发，征求《质难》之再质难，在医学界引起轩然大波，均认为乃解放后中医界主张中西医结合之早期佳作。然而，青年得志，被誉为自成一派的先生并未因此而陶醉，认为只有力戒浮华，崇尚实效，学贯中西，才能对广大国医作出贡献，于1951年毅然参加同德医学院主办的中医进修班，进一步进修现代医学。

1954年，为发展祖国医学，中央决定在首都建立中医研究院，在全国范围内层层遴选出一批第一流的名中医，进京共襄盛举。当时年仅45岁的先生和上海名医秦伯未、章次公3人，为上海首批推荐的代表，一时受到全国同仁的瞩目。1955年12月19日，中国中医研究院正式成立并组成中医研究委员会，先生是32位奠基人之一。

翌年春，先生受命创办面对西医的中医学术讲座，提出理、法、方、药是中医不可分割的完整体系的观点，连续在

《中级医刊》上发表文章，对研究中医作出了贡献。是年秋，第一届西医学习中医研究班开学，先生以中医研究院编审而兼任该班之首席教授，并行临床指导。在编写教材和执教过程中，先生坚持不懈地阐发自己的学术观点。这种观点可简要地概括为在整体观的指导下，实行"一本"（治病必求其本）、"二分"（掌握一分为二的哲学辩证方法）、"三辨"（辨证、辨病、辨人）、"四审"（审先后主次、主客标本、轻重异同，顺逆取舍）、"五段"（疾病发展之五个阶段，本书之《肝病论治》文中曾简略提及）、"八纲"十二个字。在此后的一段期间，先生的学术思想十分活跃，其许多观点深受领导的重视和同行的好评。奈好人多难，在其后的"反右"运动中，知识分子大批蒙垢，先生也未能幸免，并因此于1961年被下放新疆维吾尔自治区中医院。先生的学术生涯，从此走上了另一段历程。

赴疆后，先生放弃著书立说，致力于病房医疗、门诊带徒、高干会诊等工作，刻苦自励，日诊患者百余人。大量的诊疗工作，使先生的才能得到了极大的发挥，很快地就在一些疑难杂症上闯出了一条独具特色的路子。也正因于此，使先生深刻地认识到为医之关键在于"行之有效"。"学无古今，唯善是从，药无中西，唯效是尚"的观点，便成于此时。这或许可为某些人视为未能站稳中医立场而加以否定，但如从治学的方向来理解，不失为一种可贵的诤言。为了翔实地观察疗效，先生日间应诊，夜里如实地摘记，共成《医苗集》手稿38册，以此自鉴，亦以此课徒。直到因积劳成疾，咯血昏倒在门诊室，才扶病回到上海疗养，算起来已是"西出玉门十三年"了。

先生回沪后，当地卫生局闻悉，请其再度出山，聘为卢湾区中心医院、市第一结核病医院中医顾问。此时先生不但在理论上通过实践发挥出独特创见，在临床上也创立了不少有独特疗效的名方并用以带教门人。并经常鼓励门人主动提出问题。尝谓："治学之道，必须要疑，解惑释疑，必须要问。因而'学问'二字，经常联在一起，'学'是目的，'问'是手段。譬如叩钟，大叩则大鸣，小叩则小鸣，不叩则不鸣。如果有疑不问，则惑从何解？学从何进？"此实先生一贯之治学之道，亦是先生成功之道。

俗语道"自古医家难治己"。而1989年暮春，先生因授课、应诊，操劳过度，不幸患中风症（脑溢血），右侧偏瘫、语言謇涩，继而嗜寐不语，神志昏迷。次晨溢血停止神识稍清，即嘱家人取他自己苦心钻研所创的"柴牡三角汤"加味自服，不匝月即可下床行动，语言塞涩也有所改善。服至两月，症状已十去七八，每天可从三楼下庭院散步。二年后，竟又康复如初，创下了"医己"的奇迹，并恢复了专家咨询门诊，重新肩负起带教继承其学术经验的研究生的任务。

先生从医六十多年，临床汲取3位老师之长，集沈氏之轻灵、钟氏之醇朴、祝氏之刚健于一身，而在实践中不断有所发展。先生以八十有五之高龄、大病甫复之身，除专家门诊带教学生外，尚每日笔耕不辍，欲将退休后二十年来的诊案重新整理，定名为《医苗续集》，且已完成过半。正如先生自己所说："愿将有生余年，继续带好学生看好病，整理好自己行医的经验，作为提供后学研究祖国医学的参考资料。"

先生一生沉醉于中医事业，87岁高龄仍参加门诊治病救人，但终究体力有限，最后因劳累过渡，中风复发，谢世于1999年1月14日，享年90岁。

专病论治

心病三治

　　心主血脉。与心脏相通联的大小血管，网络全身，血液的运行，无远不届，无所不达。兼之人体本就是一个完整而不可分割的整体，故心脏的病变，足以影响全身。反过来整体情况的异常，亦会影响心脏。因此各种心脏病的成因不一，变症多端，在治疗上须根据其不同的成因及病理变化，抓住侧重点予以调节控制。并针对由此而引起的内脏失调，加以扶掖或抑制，从而提高机体的自然疗能（先生语，指人体对外邪侵袭的自愈康复能力），使之向有利于人体的方向转化。先生对临床常见的心脏病之三种类型（冠心、风心、肺心），就其不同的病因病机，提出了各自不同的治疗侧重点，认为在中医的治疗上，冠状动脉粥样硬化性心脏病应当注重治气，风湿性心脏病应当注重治血，肺源性心脏病应当注重治痰，简言"心病三治"。兹分述如下：

冠状动脉粥样硬化性心脏病注重治气

冠心病约略可属古"胸痹"之范畴。其成因，是由于冠状动脉粥样硬化而致狭窄或部分分支闭塞，致使扩张性减弱、血流量减少所引起。一旦心脏负荷增加而对血液需求量加大，或冠状动脉发生痉挛造成心肌供血不足，就会引起气机阻塞、气滞血瘀，甚至产生厥痛，病势较为急迫，一般治疗上强调活血化瘀。乃因"痹"者，痞塞不通也。按照"不通则痛，通则不痛"的原理，选用扩张血管的通利方药，自能收到一定的效益。然而先生很少单一选用此类药物，特别不主张长期使用。他认为冠心病的病理，关键在于中枢神经的调节紊乱，冠状动脉的不自主痉挛即因此而起，而心肌之缺血、缺氧，以及心绞痛、心肌梗塞等也就随之出现了。且扩张血管之通利药物若用之过频，常有复发更频之虞。盖冠心病患者之血管，原已是一种病理的血管，其本身已丧失应有的弹性，血管壁之组织本身已很不健全，频繁地、长期地使用血管扩张药，必然会引起血管壁附着物的剥离脱落，极易形成栓子，嵌入心络，造成心肌梗塞。何况血管的弛张，自有一定的限度，强烈扩张之后，必有强烈之收缩，扩张越频繁，收缩亦越密。因此，先生在治疗本病时，强调重视调气药。"气为血帅，气行则血亦行"，气机畅达，则冠状动脉得以舒展，血行自然畅利。此即治疗冠心病注重治气之由也。其经验方"舒冠顺气汤"，以气药来推动血行，以调整心脏外周循环来缓解冠状动脉之挛急，目的在于"宣其血气，令其条达，而致和平"，亦寓整体观于其中。不论冠心病发作与否，当一般症情较稳定时，常用之。虽长期服用，亦无不良副作用。既可预防发作，又可治疗。多年的实践证明，确是"稳中取胜"之道。

舒冠顺气汤

柴胡6克，桂枝9克，香附12克，乌药12克，桃仁9克，红花9克，生龙骨、生牡蛎各30克，丹参12克，白薇9克，赤芍9克，甘草6克。

方解：柴胡与桂枝同用，一以舒畅气机，一以温通血脉；以香附、乌药之调气，桃仁、红花之活血，合为疏通气血之要药。冠心病患者多有阳浮、失眠诸症，故用龙牡以潜之，则柴胡、桂枝升动之性可戢；加丹参、白薇、赤芍、甘草之清血解热，滋补缓急，对阴虚有热之人亦可施之而无忌。

此方与其他治疗冠心病方剂相比，较为注意理气，但又不过分使用芳香刚烈之品，所以药性较为柔和，在发病前后之稳定阶段，尤为相宜。如患者并无凝瘀不化之象，不必用大量破血化瘀药，毋使诛伐太过，使虚者益虚。

辨证加减：

（1）心绞痛：加延胡索9克，川楝肉6克，以理气止痛，疏肝泄热；痛甚加制乳没各9克或加制川乌4.5克。

（2）心区如压，肺气不伸：加青皮6克，佛手片6克，九香虫9克，郁金9克，以行气消痰，散瘀止痛。

（3）面青唇白，脉迟自汗：加制川附子6克，红参6克。

（4）面赤脉数、溲黄：加黄连6克，黄芩9克；阴虚不足，酌加黄精、玉竹、首乌等。

（5）阳虚恶寒：酌加鹿角霜、黄芪、党参等。

案一 库某，男，40岁。门诊号99371。

1963 年 8 月在农场劳动时发病，心痛如绞，每天发作 7~8 次。10 月回乌鲁木齐医学院住院治疗确诊为冠状动脉硬化性心脏病心绞痛。出院后，因心绞痛仍不时发作，寐差，每晚仅睡 7~8 小时。故来先生处求治。拟舒冠汤加减养心定痛如下：

丹参三钱，当归三钱，赤白芍各三钱，桃仁三钱，甘草三钱，香附三钱，乌药三钱，枣仁四钱，远志二钱，夜交藤三钱，合欢皮五钱，茯神二钱，制没药三钱，木香二钱，西红花八分，柴胡三钱。另：安神补心丸 1 瓶，每服 15 丸，一日三次。

服上方加减 30 剂，心绞痛从每天 7~8 次减至 0~3 次。发作时间从每次 1 分钟减到不满半分钟。病发程度亦自重而轻。连续调理经月，此后半年未见重发。

案二 李某，男，49 岁，经委物资局，门诊号 86652。1967 年 11 月 3 日初诊。

在北京协和诊断为冠状动脉硬化，心绞痛。痛发彻夜不得眠。心悸不安，动则胸闷气促，面浮，足微肿，常服西药扩张冠状动脉药，要求中药治本，饮食起居正常。舌暗少苔，脉弦紧。

当归三钱，赤芍三钱，桃仁四钱，红花二钱，香附四钱，乌药四钱，柴胡三钱，牡蛎一两，丹参三钱，泽兰三钱，泽泻三钱，远志三钱，白薇三钱。九剂。心绞痛未大发，自觉症状消失。

按： 该患者心悸气促，面浮足微肿，水湿不行，故先生于舒冠顺气汤加泽兰、泽泻，活血行水，减轻心脏负担；加当归行中寓补；远志《滇南本草》谓其：养心血镇惊、宁心、散痰涎。辨证明晰，用药恰当，故 9 服，而多年瘤疾明显缓解。

此外，还有是兼证或兼病患者，当视之间关系，病之表里，据先后兼而治之。

如王延寿，男，65岁，哈密柳树泉农场供销部。1967年6月8日初诊。

从哈密来住友谊医院，诊断为冠状动脉硬化性心脏病、心力衰竭、慢性气管炎，特来门诊。诉咳嗽气短，痰不利，入晚发病不得卧，纳食一般，寐安，脉弦滑。与宣肺豁痰，强心和营。

蜜炙麻黄钱半，杏仁三钱，贝母三钱，甘草二钱，苏子三钱，紫菀三钱，化橘红三钱，茯苓四钱，百部四钱，车前草八钱，远志二钱，枣仁四钱，冬瓜子四钱。三剂得平，眠、痰、嗽均松，再三剂，携效方归服。

按： 本案以宣肺豁痰为先，痰湿化则气机行，气机行则心气畅，最后达到温心和营之目的。

风湿性心脏病注重治血

先生认为，风心病关键在于左心，特别是二尖瓣之瓣膜障碍（包括闭锁狭窄与闭锁不全）引起左心房扩张肥大，从而造成肺循环瘀血，结果是左右心室都扩大，最后出现心力不足，形成体循环瘀血，包括内脏瘀血。在以上一系列病变中，可出现心慌、气短、呼吸困难、胸闷疼痛、咳嗽、咳血，甚至可以出现浮肿、肝脾肿大、胸水、腹水等症状。其治疗关键在于改善心肺循环，促进外周循环通畅，从而达到减轻心脏负担，缓解心脏症状。因此，治疗原则当以散血通瘀为主，尤其是宣畅肺循环之瘀血，更为重要。因为肺为"相傅之官，治节出焉"，肺循环通畅，对改善全身血循环症状都很重要。先生自拟风心保安汤以治之。

风心保安汤

当归9克，白（赤）芍9克，蜜炙麻黄4.5克，桂枝6克，丹参12克，桃仁、杏仁各9克，远志4.5克，枣仁12克，磁石30克，茯苓（神）12克。

方解：本方较舒冠顺气汤少香附、乌药等理气之品，但增加了当归、麻黄，反映了风心治血及重视肺循环的本义。当归主血分之病，成无己《注解伤寒论·辨厥阴病脉证》当归四逆汤方解中说："诸血者，皆属心。通脉者，必先补心益血。苦先入心，故张仲景治手足厥寒，脉细欲绝者，用当归之苦，以助心血。"本方当归通脉，为血中之气药；白芍镇痉止痛，功能缓急。归芍同用，活血调血，镇痉缓痛，对风心之血行不利有良好作用。麻黄、大剂量对心脏有抑制作用，小剂量对呼吸功能有刺激加强作用，为开提肺郁、宣畅气血之要药。中药麻黄不同于麻黄素，前者为全成分，后者为人工提炼成分。麻黄素应用过频有害心脏，故为心脏之禁药。而平时所用带节麻黄，包含麻黄素与异麻黄素两种作用相反的成分，故临床小剂量应用，不会中毒，以麻黄开提肺气，加强呼吸作用，与桂枝相配，就有宣肺和营之功，有较强针对性。桂枝为芳香健胃、兴奋活血药，功能解肌和营，有宣通循环障碍，强心利尿之功。佐麻黄走肺脏，佐丹参走心脏，起到调和血脉、强心温肺之用。丹参功兼四物，合麻、桂入肺散血通瘀。桃仁镇咳通络，能破癥结，通大便，除瘀血，合丹参活血祛瘀，相辅相成。配润肺通肠止咳之杏仁，有消除瘀血、镇咳祛痰的功效。磁石镇静补血，能监制麻、桂之兴奋，而保留其宣肺和血之功。远志、枣仁佐诸药入血通络，入肺解郁，入脑安神，配茯苓（神）补心安神，可治心悸亢进。

总之，风湿性心脏病肺循环障碍，关键是瘀血痞塞不利，治法须强调"以通为补"，故当归、白芍活血缓痛；麻黄开肺去壅，桂枝调和营卫；丹参、桃仁破结化痰而祛瘀；枣仁、远志强心安神；磁石、茯苓（神）镇静平逆。比之人参养营汤、人参归脾丸、炙甘草汤、加减复脉汤、济生肾气丸之近期疗效，有过之而无不及。

辨证加减：

（1）咳嗽：加百部9克，紫菀9克，车前草15克。

（2）发绀：加红花6克。

（3）心悸多汗：加生龙牡各30克，柏子仁9克。

（4）心区痛、胸闷：加香附9克，乌药9克，苏子9克，制半夏9克。

（5）纳呆：加苍术9克，川朴9克。

（6）失眠：加夜交藤9克，合欢皮12克，生龙骨30克，生牡蛎30克。

（7）痰多易咯：加制半夏6克，陈皮6克。

（8）痰黏不易咯：加冬瓜子12克，瓜蒌皮9克。

案一　陈某，男，15岁，邮电一厂学徒。1967年2月14日初诊。

区医院检查诊断风湿性心脏病，Ⅱ级（二尖瓣、主动脉瓣狭窄及闭锁不全）。久治不愈，嘱中医调理，服补气养心方，不愈；乃来门诊。诉心区苦闷，心慌，气短，有时咳嗽、纳呆，苔脉俱正常；予风心保安汤加减：蜜炙麻黄钱半、桂枝二钱，白芍、当归、桃仁各三钱，杏仁三钱，甘草二钱，丹参三钱，香附三钱，乌药三钱，紫菀三钱，远志二钱，茯神三钱。连服十二付，咳平、心悸、气短愈，心区痞闷除。又诉视物直线看，一般正常，但两侧轴线斜视即不能看见，时发亦时自愈。索处方：苍术四钱，黑芝麻一两，决明子四钱，茺蔚子三钱，生龙牡各一两，枸杞子三钱，女贞子三钱，当归三钱，赤芍三钱，丹皮二钱，白薇三钱，桂枝二钱，桃仁三钱。服六付视物好转，但心脏病又发，仍服风心保安汤加减又见效。一医改用归脾汤，不太适，仍用前方，又自适。遂经常以此方加减，发病时服，病解时停。病情稳定。

案二 周某，女，45 岁，长江路 45 号，1966 年 9 月 19 日初诊。

去年住铁路医院三个月，诊断风湿性心脏病，今年心悸、心慌、足肿、小溲少，咳嗽，气窒有痰，脉弦细数。风心保安汤加减：

蜜炙麻黄钱半，桂枝两钱，当归三钱，赤芍三钱，桃仁四钱，杏仁三钱，红花二钱，香附四钱，乌药四钱，远志二钱，枣仁四钱，合欢皮四钱。六剂咳平悸减，再六剂症愈。

肺源性心脏病注重治痰

肺心病绝大多数由慢性支气管炎并发肺气肿发展而来。所以支气管黏膜炎变增厚，黏液腺增生肥大，分泌亢进，引起痰饮潴留于支气管内，造成支气管半阻塞或阻塞，实是本病发生之关键。故肺心病"标在心，本在肺"。急则治其标，强心以控制心力衰竭原是要点，但病本在肺，肺气不宣，痰浊不化，则氧气来源竭绝，而心力衰竭难支。所以先生认为，宣肺达痰乃是治疗肺心病的根本，自拟三子麻部汤以治之。

三子麻部汤

炙麻黄 6~9 克，杏仁 9 克，桃仁 9 克，苏子 9 克，葶苈子 9 克，冬瓜子 12 克，旋覆花 9 克，代赭石 15 克，海浮石 15 克，磁石 30 克，炒枣仁 12 克，远志 6 克，蒸百部 12 克，车前草 24~30 克，化橘红 6 克，生甘草 3~6 克。

方解：麻黄宣肺平喘，凡心肺痰气壅遏者多用之。先生常与麻黄根同用，治疗慢支、哮喘、肺气肿等呼吸系统疾病，一开一合，有调节肺气之功效。麻黄根还能缓解麻黄的副作用，这是在古人认识基础上的发展，经上海市第一结核病医院长期使用，确有较好效果。详见第三章《哮喘证治》篇。

方中杏仁降气之上逆，桃仁化血之凝瘀，两仁并用有止咳平喘之功。葶苈子泻肺中之水气以定喘行水，对肺水肿者极为合拍。动物实验表明，葶苈子能增强心脏收缩功能，所以用于本病更为有利。苏子温肺下气开痰，冬瓜子清肺化痰排脓，两者合用对肺气壅塞痰涎不利者有良效。

本方意宗《韩氏医通》三子养亲汤而不用莱菔子，因其无积；不用白芥子，因其痰非寒饮，不在皮里膜外。改用葶、苏、冬三子，对肺心病更为合拍。

此外，旋覆花、代赭石降气并治痰涎黏阻；磁石、枣仁、远志，镇静强心并化痰；百部、橘红为化痰镇咳之良药；车前草既能镇咳，又能排痰并能利水；加海浮石润燥化痰，溶解黏液；甘草调和诸药，润肺镇咳。合而成方，既有宣肺化痰之功，又有强心利尿作用，适当加减，奏效自捷。

辨证加减：

（1）发热、痰浓、痰黄：加山海螺 24 克，蒲公英 9 克，银花 12 克，忍冬藤 24 克；甚者加鱼腥草 15 克，败酱草 15 克；退热加白薇 9 克，柴胡 9 克，黄芩 9 克。

（2）伴高血压、喘汗不得寐：加麻黄根（与麻黄等量）。

（3）伴肺气梗塞：加重桃仁至 15 克，冬瓜仁 15 克，加枳壳 6 克，苦桔梗 4.5 克，郁李仁 9 克，瓜蒌仁 9 克。

（4）伴肝郁血肿大：加柴胡 9 克，生牡蛎 30 克，赤芍 9 克，郁金 9 克。

（5）支气管痉挛，影响排痰时须用解痉药，麻黄改浙贝母 15 克，酌加干地龙 9 克，玉蝴蝶 6 克。

（6）黏液分泌障碍（痰黏不利）：加紫菀 9 克，白前 9 克，南沙参 12 克，白果（打）9 克，或象贝母 9 克，前胡 6 克。

（7）痰涎阻塞气机，时时欲厥，又不能作手术者：加猴枣散 0.6 克，竹沥 3 毫升，姜汁少许冲服。

（8）心力不振、虚气上逆、时时欲脱者：加人参 9 克，蛤蚧尾 4.5 克，黑锡丹（包煎）9 克。

（9）阳虚汗出发冷者：加制附片 9 克，以护其阳。

至于痰的辨证用药，除上述及一般寒热虚实的加减用药之外，浆液性痰加小蓟 12 克，茅根 30 克，苡仁 15 克（多见肺水肿肺郁血）；老痰黏滞如絮，咯之不利，加海蛤粉 12 克，瓜蒌 12 克，瓦楞子 12 克；痰涎壅盛、大便闭结、内热口渴，加礞石滚痰丸、竹沥达痰丸适量包煎。

案一 兰某，女，76 岁。

向有慢性支气管炎已 20 余年，发则喘咳甚剧，气憋不足以息，喘逆不得平卧，喉间痰鸣漉漉，咯出困难，有反复咯血史，X 光透视诊为慢性支气管炎，心肺呈老年性改变，频服中西药收效不大，西医诊断为肺源性心脏病。察其苔白腻脉弦滑，当责之痰火为患，与三子麻部汤加减。

蜜炙麻黄二钱，苏子三钱，杏仁三钱，浙贝母四钱，旋覆花三钱，代赭石五钱，海浮石四钱，磁石一两，百部四钱，车前草八钱，橘红二钱，冬瓜子四钱，葶苈子三钱，远志二钱，枣仁四钱。服后即喘平痰利，以后每发辄服此方，皆应手而效。

附：高原性心脏病医案一则

阿迪，男，26岁，公路局。1967年7月17日初诊。64年在新藏公路高原上驾驶汽车出现心慌、气短、心律不齐，四肢浮肿，曾住过喀什、叶城等处医院治疗未效，出院诊断——高原性心脏病，因来乌市求治。诉心区发胀、心悸时作，登高劳累即发，纳呆、头晕、脉来细数，每分钟140次，本院X光复查未见心脏实质病变，苔净，眠食安。

潞党参四钱，当归三钱，远志二钱，菖蒲二钱，丹参三钱，红花二钱，生龙牡各一两，珍珠母一两，香附四钱，乌药四钱，桂枝三钱，白芍三钱，甘草三钱，小麦一两，大枣五个。

服药九剂，脉数减至100次/分，心律已正常，心区胀亦减，再九付颇相安，遂携方归喀什复工。

中风论治

中风是以卒然昏仆，不省人事，伴口眼㖞斜、半身不遂、语言不利，或不经昏仆而仅以㖞僻不遂为主症的一种疾病。属现代医学之脑血管意外范畴。

重在改善脑部血液循环

根据《素问·调经论》"血之与气，并走于上，则为大厥，厥则暴死，气复返则生，不返则死"、《素问：生气通天论》"阴气者，大怒则形气绝，而血郁于上，使人薄厥"等论述，可见数千年前祖国医学即已知本病之病变部位主要在头部。虽然其后历代对本病之病因的立论有内、外之不同，病机有虚（阴虚、气虚）、火（肝火、心火）、风（肝风、外风）、痰（风痰、湿痰）、气（气逆）、血（血瘀）之别，如《金医要略·中风历节病脉证治》中就提出"风之为病，当半身不遂"，《千金要方·论杂风状第一》中，也把中风与太阳中风，诸痹合而论之，说明当时认识上均与外风有关。宋元时期内因说兴起，如刘完素认为是由"将息失宜，心火暴甚，肾水虚衰"而起。李东垣则认为"中风者非外来风邪，乃本气病也"。朱丹溪认为"东南之人，多是湿土生痰，痰生热，热生风也"。分别从"心火暴甚""本气自病""湿土生痰"三方面，推出了内因说。

但先生认为，总而言之，是由脑部血液循环障碍所引起。因而先生从改善脑部血液循环这一角度着眼，创立柴牡三角汤为主方，随症加减以治疗本病，取得了较为理想的效果。

柴牡三角汤

柴胡9~12克，生牡蛎30~40克，山羊角15~24克，水牛角15~24克，生鹿角6~9克。

方解：

柴胡宣畅气血，推陈出新。生牡蛎潜阳软坚，消痰行水。柴牡同用，无升阳僭逆之患，有降泄疏导之功。不仅通血道，亦走水道，故举以为君。山羊角代羚羊角，能平肝熄风，善解脑血管之痉挛。水牛角代犀角，能清心凉血，治神志昏迷，起醒脑解毒作用。生鹿角能行血、消血肿。古人有用一味生鹿角碾末，醋调敷乳痈立消者，故以之移治脑部凝血留瘀，起潜移默化之效。五味药合而为方，对脑部气血郁滞，水液潴留，有疏通消散作用。

适应症：

因脑部血流不循常道，凝瘀潴留，以致中风引起之后遗症状。然中风之因，以现代医学分析，有溢血（出血）与缺血（脑血栓形成、脑血管痉挛所致供血不全）之不同，临床应区别"闭"、"脱"而或用潜阳或用温阳随时加以矫正。

辨证加减：

（1）当脑溢血尚未完全停止前，除保持安静外，如见颜面潮红，意识模糊，加代赭石 15 克，生地 15 克，苎麻根 15 克，重者可酌用犀角 12 克磨汁冲服，口噤者可用鼻饲。

（2）脑溢血甫停，仍须防其络创复裂，加用女贞子 9 克，旱莲草 9 克，仙鹤草 15 克（云南白药亦可用）。

（3）中风后血压仍偏高，头痛头晕，泛恶拘急者：加生石决明 30 克，代赭石 15 克，干地龙 9 克，牛膝 9 克。

（4）中风后，口眼㖞斜，语言謇涩，半身不遂者：加天麻、僵蚕、决明子、茺蔚子、郁金、石菖蒲各 9 克，钩藤 12 克（后下），全蝎 4.5 克。

（5）中风后，痰涎壅滞、时时抽搐、咳嗽不爽者：加陈胆星 6 克，天竺黄、郁李仁、全瓜蒌各 9 克，淡竹沥一支（冲服）；大便闭结不下者，加用生军 9 克（后下），以得下为度。

（6）中风后，余热不退，或有感染，汗出不减，口干舌绛者：加土茯苓 30 克，忍冬藤 24 克，连翘、白薇、丹皮、山栀各 9 克，合欢皮 24~30 克（古人用一味合欢皮治肺痈，说明合欢皮不仅能和血宁神，亦有抗感染作用）。

（7）脑部水液潴留未能及时排泄，引起各种壅阻现象者：重用柴胡、生牡蛎，加泽泻、泽兰、郁李仁，以冀起疏导脱水作用。

至于个体禀赋不同，脑部病灶有别，其相应之症状亦比较复杂。如阴虚者养阴，阳衰者助阳，以及香附、乌药之调气活血，苍术、厚朴之健胃宽肠，夜交藤安神和络，合欢皮和血缓痛，郁金散瘀，菖蒲开窍，又当随所宜而增损，根据辨症、辨病、辨人三大原则来随机调整。

案一　姚某，男，48 岁。

向有风湿性心脏病、二尖瓣闭锁不全史，经常出现房颤。上月突然出现左侧偏瘫，神志昏迷，呼吸迫促，痰涎壅盛，声如曳锯。经手术切开气管，吸出顽痰，并大量应用抗生素及强心药，仍然昏迷不醒，木僵无所知觉，口噤，二便闭结。又经透析疗法，小溲已稍有，但汗出如洗，上身尤甚，身热不因汗衰。舌胖苔白滑，脉沉微。先生认为此乃"心脑俱病，肺肾交困"，关键在于脑功能之失调，应先予醒脑开窍、消瘀涤痰、解毒存阴、标本兼顾之法。

治以柴牡三角汤加味：柴胡 9 克，生牡蛎 30 克，山羊角 24 克，水牛角 24 克，生鹿角 9 克（上四味先煎）土茯苓 30 克，忍冬藤 24 克，连翘 9 克，白薇 9 克，郁金 9 克，石菖蒲 9 克，泽兰 9 克，茺蔚子 9 克，胆南星 9 克，天竺黄 9 克，夜交藤 15 克，合欢皮 24 克。浓煎鼻饲。另用西洋参、麦冬煎汤代茶。

经中西医协作，四剂热退，汗仍多，神识略有清醒时，偏瘫依然，复增呃逆。方中加刀豆子、玉蝴蝶、竹茹，四剂而呃逆止。大便五日不解，加枳实、瓜蒌而大便行，神识稍清，但气管插管处痰涎仍多。原方去枳实，加桃杏仁各9克。半月后，气管插管抽去，病情大安。前后复诊15次，服柴牡三角汤62剂，神识完全清朗，语言亦恢复正常，食欲睡眠均正常。治疗两个半月后，偏瘫亦恢复十之五六，可以扶持下地行动。遂嘱针灸调理而愈。

案二 徐某，男，62岁。

患者1989年第二次中风。脑CT提示为多发性脑梗塞。诊见患者体丰，神志昏迷，四肢活动不利，以左半为甚。便秘，口干欲饮，舌红绛中裂，脉弦细而数。此乃因痹中病灶深邃，残瘀凝液未能速解，乃致于此。当予平肝息风、化瘀解凝、开窍泄热，佐以通腑，与柴牡三角汤加味。

柴胡9克，生牡蛎30克，山羊角15克，水牛角15克，生鹿角6克，土茯苓30克，忍冬藤24克，连翘9克，白薇9克，茺蔚子9克，决明子9克，女贞子9克，郁金9克，石菖蒲9克，枳实9克，生军9克（后下），夜交藤15克。

三天后便通，神识渐清，纳呆。原方去生军、枳实，加苍术、川朴、知母。7剂后纳渐增，便畅，寐安，口干、舌绛中裂均有明显好转。继以原方加减，隔日一剂，前后诊治五月余，肢体活动渐趋正常。后经随访，病情未见反复。

按：柴牡三角汤对于脑血管意外、脑血流循环障碍所引起的各种疾病，均有较理想的疗效。特别是上盛下虚病人，用以清除脑内积瘀潴滞，从而调整脑部血行，实为恢复脑功能，改善、减轻后遗症之首要措施。只须患者病机相符，即可持此方以加减。至于病变部位不同，溢血留瘀之深浅多寡不一，其收效之迟速自亦有别，又未可一概而论也。

哮喘论治

　　支气管哮喘临床分外源性和内源性两种。外源性哮喘常于幼年发病，多与各种过敏有关。内源性哮喘常于成年开始，倾向于常年发作，且较严重。两种哮喘在发病过程中可互相影响而混合存在。其发病原因较多，往往与季节气候的变化、呼吸道感染、职业接触过敏、药物过敏、过度劳累及情绪激动等因素有关。

　　先生从60年代初就开始对本病作专门的研究，至今30余年，积累了丰富经验，疗效显著。他根据本病经常反复发作、迁延难愈、不易根治的特点，认为"在病为实，在体为虚"。"发时当治其实，平时则兼治虚"，即在发作时强调治病，其治疗原则为：

调整肺气

　　哮喘以外邪诱发为多，故发作时往往兼见表闭失宣，因而临床治疗多用宣肺散表之品。但哮喘多有宿根，久病表卫不固者多，宣散太过，肺气受损，造成开合失司，反而达不到治疗效果，所以当兼予固表敛肺之品同用，一开一合，以调整肺气之宣肃功能，使之恢复正常。

排痰除浊

哮喘从发病现象看是肺气宣散肃降功能失司，但究其病根，还是痰浊作祟。因痰浊伏于肺，复加外感、饮食、情志、劳倦等因素，造成痰阻气道，肺气上逆，故发哮喘。且本病每多兼咳嗽，虽予止咳而咳总难已。先生认为，见咳止咳而咳不止者，乃未去其致咳之因，故古人有"咳无止法"之戒，又云："肺如悬钟，不叩不鸣，外感之邪，叩之则鸣，痰浊内壅，上逆于肺亦鸣"。先生常说："肺有上口，而无下口，痰浊蓄积于气道，随喘息呼吸上下，则成痰鸣。保持呼吸道通畅，是治疗呼吸系统疾病成败之关键。"因此，排除痰浊，清除气道障碍，保持呼吸通畅，是治疗哮喘的主要环节。

脱敏止咳

由于哮喘发病前多有鼻、眼睑作痒、喷嚏、流涕或咳嗽等黏膜过敏先兆，或有持续咳嗽、支气管炎等上呼吸道感染症状，所以脱敏止咳，也是治疗哮喘的常用方法之一。

先生在长期临床基础上，根据以上治疗原则，创立"二麻四仁汤"作为治疗哮喘之基本方。

二麻四仁汤

炙麻黄4.5克，麻黄根4.5克，桃仁、苦杏仁、白果仁（打）、郁李仁、百部、款冬花各9克，车前草24克，生甘草4.5克。

麻黄辛散，开腠理，宣肺气，透毛窍，散风寒，解痉平喘，乃发散肺部邪郁之良药。但因其能收缩血管，故高血压患者本应忌用或慎用，又因发散力较强，故体虚多汗者亦忌之。而麻黄根与麻黄作用相反，不但能固表止汗，并且还能扩张血管，使血压下降，呼吸幅度增大。所以二者合用，一开一合，开合相济，既调整肺气，又不致使肺气开泄太过，既能加强肺的活动功能，又无升高血压、助长兴奋之流弊。

杏仁走气分，降肺气之上逆，桃仁走血分，化血络之凝瘀，古今医家，咸同此见。妙在先生以二者同用，一气一血，既能顺气降逆，涤痰解凝，又能流通肺部郁血，所起功效与单用迥异。

郁李仁顺水道，滑肠下气，疏通肺淋巴障碍，清能去着，有通下定喘之效。白果仁敛肺而不敛痰，能抑制痰浊的过度分泌，二者合用，一滑一涩，使已成之痰能化，未成之饮可敛，能起上（痰）下（便）分消之功，与仲景治喘之姜、辛、味三味合用之法寓意相似。

百部、款冬花合用，源自《济生方》之百花膏，擅治暴嗽、久嗽，亦可治痰中带血。车前草、生甘草、排痰止咳，调和诸药。诸药相伍，共成治疗哮喘之绝佳方案。

辨证加减：

（1）哮喘之发，多有鼻、眼睑作痒，喷嚏、流涕，或咳嗽、咽痒等过敏症状，于小儿尤为常见，可加辛夷、苍耳子；过敏症状明显者，再加白僵蚕、净蝉衣。

（2）若服本方出现便溏，一般可不予处理。严重者去郁李仁，加大腹皮、藿梗。

（3）湿重纳呆：加苍术、厚朴。

（4）便艰：加瓜蒌仁、火麻仁。

（5）痰稠不畅：加象贝母、瓜蒌皮。

（6）中满气滞：加柴胡、生牡蛎、郁金、石菖蒲。

（7）腹胀：加大腹皮、全瓜蒌。

（8）热重：加土茯苓、忍冬藤、连翘、白薇。

（9）泛恶：加姜半夏、姜竹茹。

（10）症情昼轻夜重：加夜交藤、合欢皮。

（11）痉咳：加玉蝴蝶。

（12）气虚：加太子参、明党参。

（13）阴虚：加北沙参、麦冬、知母、玄参。

（14）肾不纳气、喘息甚者：加补骨脂、冬虫夏草、黑锡丹、蛤蚧。

哮喘未发时，先生则强调治人，即缓解时以扶正培本，温肾健脾益气为主，要求根据患者年龄、体质和病程长短进行辨证施治。小儿哮喘以过敏性为多，平时多食积，所以治疗以健脾为主，常于调整肺气的基础上加太子参、苍术、川朴、陈皮等健脾消导之品。中老年久病及肾，所以治疗时多在调整肺气的基础上加温中补肾之破故纸、菟丝子、枸杞子、核桃夹、冬虫夏草、制附子、灵磁石等。伴腰腿酸软者加桑寄生、川断、狗脊、鹿衔草、怀牛膝等。亦有用参蛤散者，但大都与调整肺气的二麻四仁汤同用。二麻四仁汤的服法亦随病情而异。哮喘大发作时多为每日一剂，甚至一剂半，缓解期多为隔日一剂，或服五剂停二天后再服。本方长期服用无副作用，并能控制复发，有的病例则可根治。

案一　蔡某，男，23岁。

襁褓有奶癣史。近三年来出现哮喘，每届秋冬季节发作频繁，发则昼轻夜甚，不得平卧，咳痰不多，鼻塞多嚏，苔净脉弦细。此乃过敏性哮喘。过敏性哮喘多因过敏源的刺激导致肺气宣肃失司。拟与调整肺气、脱敏止咳平喘，佐以和中。炙麻黄4.5克，麻黄根4.5克，桃仁9克，苦杏仁9克，郁李仁9克，白果仁9克（打），蒸百部9克，款冬花9克，车前草24克，生甘草4.5克，辛夷9克，苍耳子9克，净蝉衣6克，白僵蚕9克，苍术9克，厚朴6克，知母9克，忍冬藤24克。服上方7帖后哮喘控制，咳嗽气急依然。复诊去知母、忍冬藤、蝉衣、僵蚕，加夜交藤、合欢皮以助通络解郁之功。药后诸症皆减，哮喘未发。后以原方加北沙参、麦门冬等养阴润肺之品调治半年余，症情稳定。中途曾因天气暴寒、腠理不固，咳嗽鼻塞又起，为防诱发哮喘，于原方中加入防风以祛风解表，数日即平。经随访一年半，哮喘未复发。

案二　朱某，男，31岁。

慢支哮喘反复发作四年余，胸闷气短，入夜为甚。动辄张口抬肩，喘息不已，大汗淋漓，咳嗽痰黄，纳呆口干，苔腻，舌尖红，脉沉细。此乃痰浊壅肺，肺失宣肃。拟与宣肃肺气，化痰和中。

炙麻黄4.5克，麻黄根4.5克，桃仁9克，苦杏仁9克，郁李仁9克，白果仁9克（打），蒸百部9克，炙冬花9克，车前草24克，生甘草4.5克，苍耳子9克，陈辛夷6克，柴胡9克，生牡蛎30克（先煎），苍术9克，厚朴6克，郁金9克，菖蒲6克。药后喘息减而未平，原方加土茯苓30克，忍冬藤30克，连翘9克，白薇9克，局方黑锡丹6克（包煎）。7剂后咳痰哮喘均明显改善，继则佐以温肾纳气之破故纸、枸杞子、菟丝子、核桃夹，以开肺、温中、纳肾三法并用，肺脾肾三脏同治，调治二月余咳除喘平，诸症悉除。随访一年余哮喘未发。

咳嗽论治

咳嗽是邪客肺系，肺失宣肃，肺气不清所致，以咳嗽咯痰为主要症状的病症，中医有外感、内伤之分。

外感咳嗽虽多以风邪夹寒为起因，但也有夹寒、夹热、夹湿、夹燥之分，并以化热为多见。

内伤咳嗽大多与久病及脏腑功能失调有关，如肺失宣肃、脾虚生痰、肝火犯肺、肾虚及肺等。

先生认为治疗咳嗽，尤其是较顽固的咳嗽，关键在于调畅肺气，而要使肺气通畅，关键在于宣畅气道，排除痰浊。

宣畅肺气不宜过

先生认为咳嗽以外邪诱发为多，故发作时往往见表闭失宣，因而临床治疗多用宣肺散表，通畅气道。但也有宣散适度的问题。久咳不愈者，不少就是因为宣散太过，肺气受损，造成开合失司，反而达不到效果。因此先生主张，也当兼予固表敛肺之品，一开一合，以调整肺气之宣肃功能。代表药物仍以麻黄、麻黄根为主（详见哮喘证治中，二麻四仁汤方解）。

排痰除浊不宜急

咳嗽一症虽为肺气宣散肃降功能失司，但中医临床多见久咳不愈者。久咳不愈，往往与痰浊有关。先生认为，见咳止咳，咳不止者，仍未去其致咳之因，故古人有，"咳无止法"之戒，此多与痰浊有关。陈痰凝聚，潴留而久，则得生新痰，层层相因，无有终时，此慢支只可以暂且愈，而终难根治之故。因此治疗法则，大多以开肺与敛肺相结合，化痰与清热相表里，肺气失畅，痰浊潴留，痰去一分、则肺宇宽松一分。因此，排痰除浊也是治咳之关键。然而，排痰不宜过急，因久病去痰浊每每与人体的抵抗力下降有关，排痰过急，就有徒伤正气之嫌，故先生二麻四仁汤，用一滑一涩其理亦在此。

案一　痰浊咳嗽

张某，女，52岁，1991年5月29日初诊。

去年十月咳嗽频频，迄今已七个月有余，依然未能根治。刻见咯痰不爽，有泡沫，发则阵咳不休，舌质淡，脉细数。此乃肺气不宣，痰浊内恋，当予宣肺达痰，宽胸健胃。

炙麻黄4.5克，麻黄根4.5克，桃杏仁各9克，白果仁9克，郁李仁9克，百部9克，炙冬花9克，车前草24克，生甘草4.5克，柴胡9克，生牡蛎（先煎）30克，苍术9克，川朴6克，郁金9克，石菖蒲9克，玉蝴蝶6克。7剂。

二诊：咯痰稍爽，咳嗽稍减，口干咽燥，苔脉如前。宗原法：加北沙参9克，7剂。

三诊：症再衰，咽干少复，效则守之，原方续投。前后服药一月，咳嗽竟痊愈。

先生原按：肺如悬钟，不叩不鸣，风寒外感，痰浊上逆，鸣而为嗽。宣畅肺气，排除痰浊，是保持肺气通畅之良法。肺气通，咳嗽自已矣。

案二　哮喘咳嗽

吴某，女，5岁，1992年12月8日初诊。

向有哮喘症。因外感致呛咳，病延五个月，治亦五个月，未能应手。喘虽未发而呛咳不休，纳呆，溲多。喉中痰鸣，咯之不爽。无发热，夜间盗汗，齐颈而还。胸闷口干。苔薄白，脉弦数。此名痉咳，不宜强加抑制，但与宣肺达痰，可以渐渐缓解。

炙麻黄4.5克，麻黄根4.5克，桃杏仁各9克，郁李仁9克，白果仁9克，蒸百部9克，炙款冬9克，车前草24克，生甘草4.5克，柴胡9克，生牡蛎（先煎）30克，苍术9克，川朴6克，土茯苓30克，忍冬藤24克，连翘9克，白薇9克，玉蝴蝶6克，瓜蒌皮9克。7剂。

二诊：12月15日。咳因痰阻而起，宣肺达痰，痰去咳自止。上方服后，咳去大半，苔薄，脉细弦而数，予原法：加北沙参9克，麦冬9克，大腹皮9克，鸡内金6克，郁金9克，7剂。

三诊：12月22日。余咳2~3分，不必急于兜涩，久咳之人，十去其八，可以食养尽之，不必尽剂。原方12剂。遂愈。

案三　肺炎咳嗽

王某，女，34岁，1992年12月22日初诊。

八年前曾患肺炎，出现肺不张。病后易于咳嗽，入冬为甚。痰多色黄，咯之不爽。今年一月又得肺炎，大量抗生素治疗后，咳嗽仍不已。低热亦久延不已。苔中腻，脉弦细而数，拟予宣肺达痰，以祛其热。

炙麻黄5克，麻黄根5克，桃杏仁各9克，白果仁9克，郁李仁9克，百部9克，款冬花9克，车前草24克，生甘草6克，柴胡9克，生牡蛎30克，苍术9克，川朴6克，郁金9克，石菖蒲9克，土茯苓30克，忍冬藤24克，连翘9克，白薇9克，辛夷6克，苍耳子6克，知母9克。7剂。

二诊：陈痰宿饮，潴留肺络，必须开豁，令其上越。苔脉如前。原方加天竺黄 6 克。14 剂。

三诊：1993 年 1 月 12 日。咳去其半，但余痰未净，仍是宿根所在。宿积未除。除痰务尽，毋令滋蔓。原方加：狗脊 12 克，补骨脂 9 克，7 剂。嘱间日服此方，遂愈。

案四 产后咳嗽

黄某，女，29 岁，1992 年 12 月 28 日初诊。

妊娠 8 月，子死腹中。分娩后经常咳嗽，动辄多汗，背脊发冷，痰白如沫，纳欲不振，脉来濡细，舌苔薄白。今已二月，久治不愈，胸闷，肺失宣肃，脾失健运，拟予宣肺化痰，健脾和中。

炙麻黄 4.5 克，麻黄根 4.5 克，杏桃仁各 9 克，白果仁 9 克，郁李仁 9 克，百部 9 克，炙冬花 9 克，车前草 24 克，生甘草 4.5 克，柴胡 9 克，生牡蛎（先煎）30 克，苍术 9 克，川朴 6 克，郁金 9 克，石菖蒲 9 克，合欢皮 24 克，夜交藤 15 克。7 剂。

二诊：（11 月 4 日）咳嗽稍减，背肩发冷、纳呆如旧，舌脉无改，再与原法加减：

原方加：桑寄生 12 克，川断 12 克，狗脊 9 克，鹿衔草 9 克，防风 9 克。10 剂。

三诊：12 月 2 日。痰郁于肺，脊冷形寒，口干欲热饮。苔脉如前。咳减而冷寒不已。口干而欲引热，乃"饮"之为患也。仲景曰："病痰饮者，当以温药和之。"予疏肝和胃，温肺化饮。

柴胡 9 克，生牡蛎（先煎）30 克，苍术 9 克，制半夏 9 克，川朴 6 克，白芥子 9 克，白茯苓 9 克，炙麻黄 6 克，杏仁 9 克，大腹皮 9 克，瓜蒌皮 9 克，桂枝 9 克，炙苏子 9 克，防风 9 克，生甘草 6 克，知母 9 克，白薇 9 克。7 剂。

四诊：12月9日，女子以肝为先天，产后病多与肝肾相关。产后咳嗽，延久不愈，腰膝酸冷，背有阴冷处如掌大，此皆是积饮内停，肾阳不足以温化故也。饮去则冷自解。咳嗽已减，苔脉同前，前方有效，原法再进。原方加独活4.5克，7剂。

五诊：12月16日。脊心阴冷已减，咳亦渐疏，咯痰仍欠利。少寐，苔薄白，脉濡细。予宣肺达痰，温肺化饮。

柴胡9克，生牡蛎（先煎）30克，白芥子9克，莱菔子9克，炙苏子9克，炙麻黄4.5克，麻黄根4.5克，桃杏仁各9克，白果仁9克，郁李仁9克，百部9克，炙款冬9克，车前草24克，生甘草6克，夜交藤15克。7剂。

六诊：背冷大减，咳晚间仍存，乃余痰积饮尚未肃清也。原方加苍术9克，川朴6克，细辛6克，生姜2片，五味子9克，7剂。遂愈。

案五　产后剧咳

胡某，女，22岁，黑山头519号。1966年11月11日初诊。

产后一月，剧咳。每发时气窒痰升不能息，服氨茶碱片即时平息，但不久为痰升又咳，延已三月，西药针治久不愈，特来请中医试治，约定三次无效即休诊。

蜜炙麻黄钱半，杏仁三钱，贝母四钱，甘草三钱，百部四钱，车前草八钱，紫菀三钱，远志二钱，瓜蒌三钱，化橘红二钱，蛤壳五钱。四付咳减一半，再四付减大半，遂信服中药有效。

案六　剧咳

张某，女，农科院，1967年1月4日初诊。

剧咳一月余，咳甚，小溲不禁。用上方减去瓜蒌、橘红，加益智仁二钱，乌药四钱。六付咳平，溲约，愈。

案七　支气管内膜结核咳嗽

丁某，女，22岁，交通厅，1967年8月15日初诊。

有反复咯血史，未找到原因，1963年在区结核病医院作支气管造影诊断为支气管内膜结核，按结核病治疗，咯血得愈。今年8月参加夏收，咯血又发，4~5天未止，痰血相混，胸膺痞满，气滞不畅，舌净、尖红，脉细数。

紫菀三钱，沙参三钱，贝母四钱，知母三钱，甘草二钱，郁金三钱，百部三钱，车前草四钱，仙鹤草四钱，蛤壳五钱，龙骨五钱，七厘散一小瓶分四次服。三付咳血止，胸舒，再三付愈。

案八　上呼吸道过敏反应

袁某，女，29岁，八一门诊部护士。1966年9月22日来诊。

上呼吸道过敏反应，整天多喷嚏流泪，咽喉灼热作痒，咳呛不爽，门诊部西药久治无效，即来索中药。从寒包火治。蝉衣钱半，僵蚕三钱，银花三钱，连翘三钱，防风三钱，辛夷钱半，苍耳子三钱，细辛一钱，石膏四钱，百部三钱，车前草五钱。六付诸恙皆愈。

案九　慢支咳嗽

贾某，男，农建学校书记，1962年8月初诊。

患慢性气管炎十余年，遇凉受寒即发，咳喘不得寐。每发必自饮烈酒祛寒，咳始衰。但病情越来越重，发作亦勤。住自治区人民医院，邀先生会诊。为拟百花膏。药为：百部五钱，炙冬花四钱，蜜炙麻黄一钱半，生姜二钱，甘草三钱，文冰糖五钱，10剂量共煎浓汁3次，去渣烊入文糖冰，徐熬为糖浆，每天4~5次，每次一匙开水送服。此方连服三料，一冬未发咳喘。从此戒绝烈酒。1963 年冬又因感冒咳喘又发，但程度比前轻，再服前方一料即愈。1964 年冬未曾复发，盖痊愈矣。

按： 上附前四例医案，情况各异，均以二麻四仁汤加减而愈，反映了先生治疗咳嗽的用药特点及思路，此可与哮喘证治相互参证。后三例医案，先生均未用二麻四仁汤，表明先生临床用药，虽有自己的特色，但从不胶柱鼓瑟，只有辨证论治，才能取得满意效果。

胃病论治

胃病常以胃脘疼痛，食后饱胀，腹胀食少，嗳气吞酸，倦怠无力，恶心欲吐为主要症状。祖国后学称为"胃脘痛、痞满"，大多由情志不逐，饮食不节致肺胃损伤，运化迟缓，湿浊困阻或肝气郁滞、气滞血瘀致气机不畅，胃络受阻。相当于慢性胃炎、胃十二指肠溃疡、返流性食管炎等。

胃从肝治

先生认为：肝属木，脾属土，肝胃相关，胃从肝治，叶天士曰："肝为起病之源，胃为传病之所。"肝性如风木，喜条达疏泄、恶抑郁、恶精神紧张。胃气主降，脾气主升，主运化。厥阴之脉，挟胃属肝。冲脉隶属阳明，肝主冲脉，故肝胃之气相通。肝经调畅胃气和顺。肝气郁结或肝阴虚阳旺则肝失疏泄，胃气不降，脾气不升，造成肝胃不和、肝脾不和。饮食入胃，需脾气之运化升发，也赖肝木之气的疏泄。

若厥阴之气上升，阳明之气失降，肝木扰动，横逆犯胃。如肝木横逆日久，致胃阴受劫，出现胃纳滞呆、食后胁胀、口渴咽干等胃阴不足的胃病症状。脾主运化，肝可协助脾气升发清阳，促进食物的消化吸收。若脾气虚弱，肝气乘虚伐脾，出现腹胀、腹痛伴有泄泻之脾虚症状等，都得从肝考虑。其具体治法为：

1. 疏肝和胃　胃脘隐痛阵发，食后饱胀，腹胀食少，舌红苔薄黄，脉细弦。方药：柴胡9克，生牡蛎（先煎）30克，香附9克，乌药9克，木香9克，白芍9克，甘草6克，九香虫9克，木蝴蝶9克，佛手9克，玫瑰花9克，金铃子9克，元胡12克

2. 平肝和胃　食欲不振，频频恶吐，脘腹串痛，胸胁闷满，得化即安。舌红苔腻，脉弦滑。方药：柴胡9克，生牡蛎（先煎）30克，苍术9克，川朴6克，枳实9克，竹茹9克，旋覆花12克，代赭石30克，大腹皮9克，瓜蒌皮9克，夜交藤30克，合欢皮24克。

3. 滋肝和胃　胃脘嘈杂，灼痛频作，嗳酸腹胀，舌光红少苔、脉弦细。方药：柴胡9克，生牡蛎（先煎）30克，苍术9克，玄参12克，沙参12克，麦冬9克，当归9克，生地12克，金铃子9克，枸杞子9克。

4. 舒肝和胃　有饥饿感但食后腹胀，攻撑连胁，大便艰或溏。舌紫苔腻，脉弦或涩。方药：生蒲黄12克，五灵脂18克，金铃子9克，元胡12克，三棱9克，莪术9克，郁金9克，菖蒲9克，苍术9克，川朴6克，大腹皮9克，瓜蒌皮9克。

5. 清肝和胃　胃脘灼痛，烦躁易激动，口干苦，食后易胀。舌红苔黄，脉弦细。方药：柴胡9克，生牡蛎（先煎）

30 克，川连 3 克，吴茱萸 6 克，香附 12 克，乌药 9 克，白芍 12 克，苍术 9 克，川朴 6 克，百合 9 克，郁金 9 克，黄芩 9 克。

6. 温肝和胃　上腹隐痛，遇暖则安，并有恶吐。舌胖淡苔白、脉沉涩。方药：柴胡 9 克，生牡蛎（先煎）30 克，苍术 9 克，川朴 6 克，香附 12 克，乌药 9 克，益智仁 9 克，毕澄茄 9 克，良姜 9 克，白芍 9 克，半夏 9 克，橘红 9 克，木香 9 克，川贝 9 克。

案一　钱某，男，36 岁，常州人，重工业厅干部，病案号 97043。1963 年 12 月初诊。

1956 年来新疆，即出现半夜泛胃清水，必起床倾吐完方能再寝。中西医久治均无效。病程前后八年，历尝各种药物无功。刻诊：两年来每夜泛冒清水黏液，其味不酸不咸。发作时辄从梦中惊醒，必起来吐清方快。胸次懊侬难名。由于夜间睡眠不足，影响白天工作。食欲不振，多吃即胀。舌苔白，脉缓。从温中摄水为治，予柴牡益澄汤：

处方：柴胡三钱，益智仁三钱，牡蛎一两，毕澄茄三钱，高良姜二钱，制香附四钱，制半夏五钱，橘红三钱，川贝四钱，苍术三钱，木香三钱，白芍四钱，茯苓四钱。每天一剂。3 剂即收大效。兼用香砂枳术丸每天一包。服用 30 剂，冒水全停，食欲大振，停药二月，诸恙皆安，八年宿恙短期收效，颇引以为快云。

案二　蒙某，女，28 岁。

胃痛十余年，食后上腹作胀，腹痛头昏，周身肌肉乏困无力。大便不畅，怠倦嗜睡。舌质淡，苔薄白，脉细弦。肝胃失和，拟舒肝解郁，利气和胃。

处方：柴胡 9 克，生牡蛎（先煎）30 克，香附 12 克，乌药9克，郁金9克，菖蒲9克，苍术9克，川朴6克，九香虫9克，木蝴蝶9克，桔梗6克，夜交藤30克，合欢皮9克，大腹皮9克，瓜蒌皮9克。

服药8帖，胃痛大减，进食增加，再与原方加减调理，嘱其注意饮食、情绪及睡卧，渐愈而未再复发。

先生又曰：胃从肝治，表明①胃的健运需要肝的疏泄条达。②肝气的运行与情志活动直接相关，说明人的情志变化对胃的功能影响甚大。此为强调肝在胃病治疗中的地位与作用，并非所有胃病均从肝治。正如《素问·咳论》中所说："非独肺也"一样的道理，如由其他原因引起的胃病，还当根据临床"审因论治"，方可无误。

肝病论治

祖国医学之肝病，与西医所指之肝病，在概念、范围、治疗各方面均有不同。祖国医学所说之肝病，不仅指解剖脏器之肝的功能和实质方面的病变，还包括了情志异常以及经络学说中肝经循行贯注所在部位的病变。如神情忧郁为肝郁，目赤肿痛为肝火等。此类"肝病"，与现代医学所说之"肝病"关系很少或全无关系。这些病、症以及在这些病名、症状下面来讨论的治疗方法，实际上并非现代医学所指之肝脏病变及其治疗。

现在我们来探讨一种疾病，所采取的病种大都以现代医学的病名为主。然而，现代医学所说之肝病，不论急肝、迁肝、慢肝、肝硬化以致肝癌等，在中医学中不可能找到一个完全相对应的病种。根据各类肝病所表现出来的不同体征，中医各家的治疗方法可谓百花纷呈，难以胜举。而对于各种繁杂的治疗方法，又不可能每个人都去逐一验证，以区别孰优孰劣。因此，本文所说之肝病的治疗，仅是先生对现代医学所指之急肝、迁肝、慢肝、肝硬化之类病变的研讨及其治疗大法。先生研究、借鉴、综合古今许多论著和经验，结合现代医学观点，运用传统中医学的辨证论治方法，参合其师祝味菊所创的"五段学说"，根据辨病和辨证相结合的原则，将上述范围之肝病的治疗归纳演化为三条治疗大纲，包含14种治疗法则，并拟定常用处方，针对出现的不同症状进行加减。经数十年的临床印证，确实起到了执简驭繁的作用，兹分述如下。

五段学说与肝病的病理

五段学说初见于《伤寒质难》一书，它从邪正相争的角度，把《伤寒论》的六经病症分成五个不同阶段。认为任何外来的病邪，足以唤起正气之抵抗者，其发病过程，均不外此五个阶段。即："太阳病"为开始抵抗；"阳明病"为抵抗太过；"少阳病"为抵抗不济；"太阴病"与"少阴病"为不同程度之脏器功能低落与整体抵抗能力之不足；"厥阴病"为最后之抵抗。以之解释肝病，可作如此理解：

1. 甲型急性黄疸型肝炎——邪毒袭入肌体，正气产生应答性反应。这种反应开始是一种适度的抵抗。一般采用清化湿热以排泄秽废，在临床上有积极作用，处理得法，很少发展为"慢肝"或"肝硬化"，其预后一般较好。此为第一阶段，即所谓"太阳病"，用清肝疗法。

2. 暴发型肝炎——发病急，病势猛，邪毒重，反应大。

病邪来势汹汹，但正气奋发，激起之反应亦非常激昂。奈此时肝脏组织破坏太大，肌体修复能力跟不上。此为第二阶段，即所谓"阳明病"。宜用清热解毒以抑制病毒，同时适当缓和肌体过度之兴奋。这样的治疗，方称为有制之师。属清肝疗法。

3. 乙型无黄疸型肝炎——一种慢性病毒，当其侵入人体，早期并不妨碍正常生活，能吃能睡，二便自调，但是出现一种毫无理由的疲劳。这便是一种信息，是唤起人们注意的一种标志。此时邪正双方正在作"地下之较量"，应调整其内在的抵抗力，使免疫反应保持在适度的水平，创造有利条件，提高抗病潜能。此为第三阶段，即所谓"少阳病"，宜舒肝疗法。

4. 迁延性肝炎——邪毒稽留，正气已难及时发挥，属于"抵抗不济"的一个类型，邪毒不甚，正气亦不强，变成拖拖拉拉的局面。此亦属抵抗不济之第三阶段。此时的治疗对策，一方面要提高抵抗能力，另一方面要安抚、控制病邪的蠢动，着眼点在于调理。宜舒肝疗法。

5. 慢性肝炎——一方面正气日渐低落难以修复，另一方面慢性病变由于再感染也会出现急性活动。此时肝脏组织变性，功能混乱，而且可以牵涉影响到多脏器。邪正混淆，虚中夹实。此时调理比较复杂，所需时间也较长，应当侧重于整体疗法，纯补纯攻，大寒大热，都容易偾事。此为第四阶段，即所谓"太阴、少阴病"，宜舒肝、保肝交互参合为用。

6. 肝硬化肝昏迷——此时肝功能明显低落不能代偿。若至肝昏迷，说明机体在作最后之抵抗且已明显不支，为第五阶段，亦即所谓"厥阴病"。此时大法不离舒肝保肝。然已至最紧要关头，亟须力挽狂澜于既倒，而予中西医结合抢救，正不必拘泥于中医治疗为主，抑或中医治疗之何法为主也。

肝病治疗三法

如上所述，肝病的病理，变化不一，极为复杂，有充血、郁血、凝瘀、硬化等不同，在症状方面，有的来势汹汹，有的缠绵反复，有的困顿日甚，有的无明显体征，非检验不能自知，在病程方面，长短不一，有的甚至长达数十年。每一病程发展的不同阶段，其治疗措施亦异，实难一概而论。而陈老简练扼要地概括为肝病三治，以几个自拟经验方加减而应用于临床，仍能丝丝入扣，应手而效者比比皆是，确可说是执简驭繁之道。其治肝三法为：

1. 清肝疗法

急性肝炎，是由于肝炎病毒作为一种"致病因子"侵入了人体，由此而引起了机体的对抗行为，于是出现了各种病症。当肝炎病毒正在猖獗发展时，肝脏发炎充血，肝组织受到弥漫性破坏。因此，应用针对性之病因疗法，清除病理产物，勿令"助纣为虐"。这时应着重用抗病毒之有效中药，以直折其锐气。各家对于这一方面的报道，虽然方名不同，其清热解毒的宗旨则如出一辙。不论是新病还是旧病复燃，只要是邪毒亢进，尝用此法，总是有积极意义的。已故名医姜春华先生对肝炎的治疗问题曾说："病本于毒，应在治本。"这个"本"，就是指病原、病毒，所以要用清热解毒为主的清肝疗法。其具体内容包括：

①清热：所谓"热"，在中医学说的含义上包括体温升高、机能亢进、组织充血，有时是体能的反应，有时是外邪直接所造成。其实，清热药中有些包括了若干抗菌、抗病毒

作用，在体内能协助肝脏解毒或抑制过亢之反应。

②解毒：中医对一切外来或内在之邪，凡能损害人体者均曰"毒"。对于各种传染病，我们的祖先未能直接了解其为何种细菌、病毒，于是便名之为"邪毒"，如疯狗毒、瘟毒等等。解毒者，除解除毒素如蛇毒、砒毒等外，亦包括杀灭传染之细菌、病毒、病原体。这一点，有的已经现代科学研究所证实，如银花、连翘等便是广谱抗菌药，并对流感病毒也有抑制作用，柴胡抗虐，板兰根提取物对腮腺病毒、肝炎病毒有作用，土茯苓对梅毒螺旋体有效等。

③利胆：肝胆相连，肝病时肝脏分泌胆汁功能亦生障碍。胆汁郁滞不能畅流，溢入血液则为黄疸。利胆之作用有三：通利胆管；稀释胆液；排减血液中之胆红素使之从肾脏排泄。故治肝病多伴用利胆药，如茵陈五苓散之类。茵陈、郁金则为主药。

④退黄：退黄药经常与利胆药同用。肝炎肝肿胀致胆运梗阻，引起胆汁返流入血而生黄疸。故退黄以清肝利胆为主。肝炎后肝细胞损害，排泄胆红素之功能降低而引起之黄疸，名肝细胞性黄疸，须佐保肝养肝。脾大脾功能亢进，大量红细胞被破坏，超过肝脏的排泄限度而出现之黄疸为溶血性黄疸，须扶肝抑脾、清热扶正并用。

2. 舒肝疗法

所谓舒肝疗法，实质上是肝脏的"祛除疗法"。从肝的生理特性着眼，"肝主疏泄，性喜条达"，肝木宜其条畅，最忌郁结。所谓肝气郁结，多半指情绪不愉快而言。中医治病，最重视病人的情绪问题，舒肝丸、逍遥散、合欢皮、忘忧草每为临床常用。慢性肝病，大多数"在体为虚，在病为实"，正由邪而致虚，病因虚怯而益滞。虚而夹滞者，先疏其滞，后补其虚。下面所用的调气、活血、化瘀、解凝、通络、利湿，无非是一种祛除障碍的手段，所以皆隶属于"舒肝疗法"。

①调气："气为血帅，气行则血行"，"气通血活，何患不除"，"疏其血气，令其条达而致和平"。古人一系列名言，都说明气调则血畅病愈的道理。陈老认为，在某些场合调气含有调节神经的作用，而神经对机体血液供应具有很大的影响。此类药以柴胡、香附、乌药、木香为主。

②活血：血液贵在流畅，恶其凝滞。活血药有兴奋血管系统、活跃血液循环的作用。活血亦即使血液循环流畅。

③化瘀：肝脏是一个大血库，血流本便濡缓，兼之肝病必然有凝瘀停留，或者形成血栓，或者加上组织剥离下来的物质，就可以造成经络瘀塞。所谓化瘀，实质上就是融解血栓，滑利循环。

④解凝：肝是人体分配血液的调节器。流入人肝脏的两路血液（肝动脉、门静脉），本就较流入其他脏器为多。肝炎必有炎性分泌物，再加上坏死的肝细胞和来自门静脉的瘀腐物质，凝聚附着于肝，可以使淋巴液阻塞，造成痞满症状。这种痞塞现象当然也得予以疏通。解凝之意即在于此。

⑤通络：肝脏是人体最大的腺体，有旺盛的淋巴循环。全身近 1/3~1/2 的淋巴液流经肝脏。不难理解，肝病之后肝脏淋巴液的还流自然亦会产生障碍，肝区疼痛即提示络道不通，"不通则痛"。通络二字，一方面有宣通经络的意思（疏通肝脏微血管），同时也含有疏通淋巴液的意思。柴胡宣畅气血，牡蛎软坚行水，就包含这双重作用。

⑥利湿：湿为阴凝黏腻之邪。陈老认为，一切体内的代谢产物（该去而不去的残留物质，或炎性分泌物）都名为湿

浊。它障碍了机体功能的正常发挥，便成为"湿邪"。利湿化湿，逐水辟浊，对于湿邪或化或排，可对某些组织起浣涤作用。

3. 保肝疗法

"肝为刚脏"，具有"体阴而用阳"的生理特点。肝炎后期，正气日漓，出现各种功能失调，往往出现虚中夹实的症情。病邪总是寄着于人体方致病。祛邪泄热之不应，便当从人的体征着眼。尤其慢性肝炎，患者大多表现为神疲乏力、食欲不振、脘腹胀满、脉来沉细（或濡细）、舌淡苔薄等虚证。故可在疏肝的基础上选用助阳、育阴、醒脾、悦胃等方法以振奋人体元气，恢复脏器功能之疲劳。这种方法针对患者体虚的特点，偏重于人的因素，故称之为保肝疗法。

①助阳：阳代表功能，凡是功能不足，都是阳用不彰。肝炎伤在物质，亦影响阳用。举凡疲惫无力、怯冷倦惰、纳呆腹胀，都是阳气不足。慢性肝炎、肝硬化后期，常有睾丸萎缩、雄激素减少、性欲减退等现象，即属阳虚。治法须当助阳。

②育阴：阴代表物质，育阴即是增加物质。西医主张"三高"以增加营养，注射葡萄糖以保肝解毒利尿，服用维生素、肝制剂等都是增加物质之图。这和中医采用四物、六味之流，唯粗精不同，用意是一样的。

③醒脾：肝炎患者最明显的症状之一就是消化障碍。《素问·玉机真脏论》说："五脏有病，则各传其所胜。"《金匮》有言："见肝之病，知其传脾，当先实脾。"这个脾并非仅指解剖部位上的脾，而是泛指消化系统的功能而言。健脾乃助长消化功能，从而增强人之体质。其实临床所见之脾虚，也不是指实质的脾脏而多指消化功能的低落。故临床因

此而引起的吸收不良、大便溏薄等，中医每命名为脾虚。脾虚困乏，因此要醒脾健运。脾气宜升，治疗时多用健脾益气之品。

④悦胃：胃主纳食。食下不能化，责之在脾；知饥能食与否，责之在胃。胃气宜降，肝炎病人大都纳欲不振，食已作胀，是胃气不降之象，治疗时当注意用健胃润下之品。故保肝不在蛮补，而在唤醒脾胃消化功能，旋动其升降枢纽。历代先贤一贯重视这后天之本。陈老经常强调，药物之转运，须赖脾胃。能食能化，才是保证药物能发挥治疗作用的基本条件，即此便是最大的补益。

以上三种疗法，以及三种疗法下所包含的治疗细则，只是简要地叙述了治疗肝病的综合思路。各条下未罗列具体的药物，只要能掌握这种思维方法以及日常用药的各种性能，自然能选出相应的药物来。且肝病患者因病情缓急不同，人体反应强弱有异，遣方下药自亦各有所宜，故三法在使用时应根据症情而有所侧重。在肝炎急性期，病势鸱张，人体内的病理产物亦相应壅盛，权衡轻重，自宜以清为主。肝炎后期，正气日损，出现各种功能失调，此时邪正相搏，既需祛邪又需扶正。但二者之间，总是虚中夹实，所以因病施法，随证加减，在三期（急性期、缓解期、后期）之中，总以舒肝疗法适用较多。因"清肝"一法，仅是清除病原体在人体中所产生之病理产物为主，尚不能说这些就是消灭肝炎病毒之特效药，补法亦即保肝疗法，虽然对提高抗病能力有帮助，但是否便可因此形成各种抗体，目前尚少依据。而舒肝疗法的运用范围较广，几乎适用于肝炎各期，这是肝脏的生理特性所决定的。只有排除机体代谢上的一切障碍，使病灶部位气血通畅，才能改善病肝的内环境，有助于肝脏功能的恢复，从而对肝炎患者的康复创造有利条件。

经验方及临症加减

陈老对肝炎的治疗，在急性期以茵陈蒿汤为主，亦可用舒肝和络加清热解毒药。急性或迁延性肝炎，凡有消化障碍，都用舒肝和络饮加减。慢性肝炎时间尚短，消化障碍在一般程度的，仍用舒肝和络饮。体气不足，消化障碍明显或见机能低下之象，则用柴牡附龙煎。

清肝疗法之茵陈蒿汤及清热解毒利胆退黄诸法，为医家所共知，兹不多所引证。保肝疗法之育阴助阳醒脾悦胃，一则为常法，最为病家医家所乐用，二则滋阴助阳之药，药力发挥较缓，有时炉火虽熄，余烬未尽，偶有感染，多有复发再燃之虞，固不可不防。因而陈老仅在使用舒肝和络之时，酌增一般温养滋泽之品，亦能收到标本兼顾之利，故本文不作详述，现谨将先生两个经验方的组成及临症加减分述如下。

1. 舒肝和络饮

治疗作用：舒肝和络。适用于气机不畅、血行不利、消化障碍、湿热郁滞。

方药组成：柴胡9~12克，生牡蛎（先煎）30~40克，香附、乌药、郁金、菖蒲、苍术、厚朴各9克，夜交藤15克，合欢皮24克。

方解：柴胡疏肝解郁、和解表里、祛瘀泄热，牡蛎化痰软坚、清热除湿。二药同用，升中有降，既有舒肝解郁、化瘀解凝、软坚利水作用，又有泄浊排毒、推陈致新作用，为本方主药。香附、乌药调气活血、疏肝和胃、顺气消痞。郁金、菖蒲活血解凝、利胆泄热、调畅气机。苍术、厚朴温中燥湿、宽胸利膈、散满行滞。夜交藤、合欢皮和血安神，兼可解毒止痛。本方旨在舒肝，法在通利，凡是气机不畅、血行不利、消化障碍的肝炎病人，都有广泛的应用价值。

2. 柴牡附龙煎

治疗作用：振奋气血、强肝逐邪。适用于慢性肝炎肝功代偿不济，纳欲呆滞甚或消失，精神困顿，虚火内燔，邪毒伏匿，补之则困顿更甚，纳欲益呆，清之则气怯神萎。

方药组成：柴胡9克，生牡蛎（先煎）30~40克，制附子、龙胆草各6~9克，石决明30克，白蒺藜、青葙子、女贞子、当归、赤芍、丹皮、桃仁、郁金、白术各9克，甘草、生姜各6克。

方解：柴胡、牡蛎同用，对内宣畅气血，对外抗邪解毒。制附子、龙胆草同用，温通清泻，各得其宜，既能强肝扶阳，又能泻肝健胃、清热消炎。此四味为本方之核心。肝开窍于目，凡明目之药，多能益肝，如石决明、白蒺藜平肝熄风、疏肝祛障；青葙子、女贞子、当归养血柔肝，赤芍、丹皮、桃仁、郁金调肝化瘀，白术（或用苍术）、甘草、生姜健脾开胃。

临证加减：

1. 潮热：加银柴胡、白薇，有汗用地骨皮，无汗用粉丹皮。

2. 食欲不振：有内热者用苦味健胃药，如小量龙胆草、黄连、大黄等；无内热者用辛味健胃药，如生姜、川椒等；湿热内壅者用芳香健胃药，如陈皮、豆蔻、藿香、佩兰等；无积滞者加大腹皮、炒鸡内金；有积滞者加焦山楂、炒麦芽等。

3. 恶心呕吐：寒加陈皮、姜夏。热加陈皮、竹茹，或加左金丸。如见关格顽呕、滴水难下者，以玉枢丹碾末舐服之。

4.肝区疼痛：急性肝充血则见灼痛，多拒按。慢性肝郁血则隐痛，痛少胀多，不拒按。肝凝瘀者则偶有刺痛，疲惫则发，喜抚摩。肝硬化程度越深，肝区疼痛反渐消失，该痛而不痛，病益深矣。一般疼痛可加元胡、金铃子。如胀痛加姜黄、枳壳。灼痛加白薇、赤芍、甘草。刺痛加桃仁、红花、地龙、三棱、莪术。痛甚不已者加制川乌、生甘草。

5.凝瘀：加蒲黄、五灵脂。

6.肝肿大：加当归、青皮。肝充血者以清利为主，肝瘀血者以温通为主。

7.脾肝大：加水红花子、炙鳖甲、地鳖虫、炮山甲。且柴胡、牡蛎须加大量用之。脾亢而出现动辄牙龈出血、皮下紫癜者，加补骨脂、骨碎补、女贞子、旱莲草或连翘、白薇以清之。

8.泄泻：无滞者加葛根、防风、白术、茯苓。有滞者加炒神曲、焦山楂。属寒加炮姜，属热加黄连。

9.便闭：虚闭加首乌、苁蓉。实闭加大黄、桃仁。

10.积水：加水红花子、泽兰、黑丑、陈葫芦。

11.黄疸：加茵陈、山栀。阳黄加黄柏、黄芩、连翘。阴黄再加附子、桂枝、干姜。

12.腹胀痛：向周围放散者为气滞，加大腹皮、青皮。刺痛有定处者为血瘀，加桃仁、赤芍、丹参。

此外，如伴有气虚，可酌加黄芪、太子参、党参、白术、茯苓。

血虚可酌加首乌、巴戟天、地黄。补血而伍壮阳药，意在阴阳和调，这也是陈老的经验特色。

阳虚可酌加附子、桂枝、生姜、大枣。

阴虚可酌加沙参、麦冬、石斛、知母。

兴奋型可酌加磁石、龙骨、甘草、淮小麦、枣仁、远志。

忧郁型可酌加益智仁、川芎、合欢皮、夜交藤。

以上加减，二方咸宜。方中药味原有者，可视情况不加或酌加重用量。

陈老在以上治法的基础上，当遇上慢性肝炎伴有早期肝硬化者，不管有无腹水，常加服施今墨大夫的肝硬化丸，效果颇佳，亦一并抄录于下：

肝硬化丸

柴胡45克，枳实60克，郁金30克，青陈皮各15克，当归30克，白芍60克，川芎30克，丹皮30克，桃仁30克，白人参30克，白术60克，茯苓60克，甘草30克，砂仁15克，苍术30克，厚朴30克，法半夏30克，乌药30克，黑丑30克，地龙30克，上肉桂15克，川楝子30克，血竭30克，琥珀30克。

上药共研为末，水泛为丸，如绿豆大，每次服6~9克，每日2~3次，开水吞服。

3.治肝药物举略

上面所介绍的经验方及随症加减药物，是陈老的经验及习用药物。然具有清肝、舒肝、保肝作用的药物远不止于此，故陈老将众多的药物进行分析筛选，作了一些归纳分类，亦略举于下，以供参考。

具有清肝作用的药物：

败酱草、茵陈、连翘、金钱草、板蓝根、山豆根、田基

黄、垂盆草、铁扁担、白毛夏枯草、平地木、白花蛇舌草、虎杖

清热解毒的中草药很多,前人常用之银花、龙胆草、黄芩、黄连、黄柏等,均为今人应用于肝炎方面。此外有利胆作用之金钱草、山栀、小蓟、姜黄等,亦应用于肝炎。至于为民间所习用的中草药更不胜枚举,兹不赘述。

具有舒肝意义的药物:

柴胡、丹参、片姜黄、郁金、五味子、泽泻、白芍、厚朴、海藻、昆布、莪术、桃仁、鳖甲、山甲、夏枯草

如前所述,舒肝药中应包括调气活血、化瘀解凝、通络利水等祛障之品,故临床常用药中如木香、香附、乌药、陈皮、当归、川芎、红花、元胡、川楝子、大腹皮、车前草、木通、茅根、大黄、䗪虫、合欢皮、三七、蒲黄、三棱、大戟、甘草等均可适当选用。

具有保肝意义的药物:

蜂乳、灵芝、何首乌、枸杞子、黄芪、太子参、党参、黄精、白术、甘草、北沙参

中药具有保肝(包括上文所说之醒脾悦胃)作用的药物很多,连同以上清肝、舒肝类药,均可根据各家日常习用而临床验之有效者斟酌损益,不必胶柱鼓瑟也。

以上所介绍的,是陈老积多年的临床经验用以治疗肝病的方法,意在试图将纷杂的肝病之各种病理变化及症状表现,归纳于一种较为简便的方法之下。当然,此仅一家之言,且肝病之患者老少禀赋、地土方宜均有不同,要以几个经验方一成不变地应付千变万化的病情,自然难以完全胜任。所以先生又根据不同的证情,提供了他随证加减的经验,以及一些具有清肝、舒肝、保肝作用的药物,以供斟

酌。兹录其临证验案于后，冀能为诸同道临症时提供参考、借鉴。

案一　黄疸

铁某，女，48岁，和田东街385号。1967年9月12日初诊。

反复出现黄疸，大便有时灰白，有时黄，面黄带黯黑色，皮肤发痒，手足心烧，苔白脉滑。

柴胡三钱，枳实三钱，竹茹二钱，橘红二钱，郁金三钱，郁李仁四钱，香附四钱，乌药四钱，茵陈五钱，白薇三钱，苍术四钱，川朴二钱。六付黄退大半，身痒平，潮热减，连服十二付愈。

**案二　**李某，女，3岁。门诊号21329。1965年6月初诊。

今年1月16日发高热，经医学院化验确诊为黄疸型传染性肝炎，治疗五个月，仍有灰白大便，白睛黄，指纹发青，肝功麝浊12U，苔薄白。

柴胡二钱，牡蛎六钱，香附二钱，乌药二钱，蒲公英四钱，茵陈四钱，白芍二钱，甘草二钱，枳实钱半，竹茹一钱。13剂黄退而愈。

案三　慢性肝炎

王某，女，29岁，区医院护士。

慢性肝炎病程已九年，曾住我院两次，住新疆维吾尔自治区人民医院多次，迄今肝大仍为肋下2公分，脾不大。傍晚有低烧37.3℃，已经一年余，遍查无依据足以解释。纳欲消失，恶心，肝区痛如顶。周末去区医院会诊时为处方：柴牡附龙煎加蒲公英八钱，鸡内金钱半，六付。药后肝区痛减轻，精神转佳，食欲亦增，因嘱住我院治疗，按肝硬化验方治疗。溪皇草五钱，猪肝一方，并加白糖熬服，肝区顿痛减；但低烧依然不退；区医院西医怀疑肝坏死，出院后再来门诊，仍与柴牡附龙煎加冬虫夏草、地榆、蒲公英、桃仁，先后服二三疗程，潮热退、肝区痛平。同意其结婚。一索得子，偕其夫婿冯君（军区工作）去北京工作，次年寄来母子照一张表示感谢，云云。

案四　慢性肝炎肝硬化

王某，男，40岁，沙克苏水利局。1967年2月20日初诊。

1966年11月得急性黄疸型传染性肝炎，迄今3个月。肝功能始终不佳，肝大肋下两指，质带硬，肝区痛（+++），脾大（-），脾区痛（+），纳呆，日仅食200~300克，腹微胀，便干，溲少，膝酸无力；来乌市复查，医学院诊断慢性肝炎，肝硬化？转介本院治疗。

诊见：苔薄白，舌尖红，脉弦细，与柴牡附龙煎加减；

柴胡三钱，牡蛎一两，制川乌钱半，熟胆草三钱，石决明一两，生姜二钱（上六味先煎），甘草三钱，香附三钱，乌药四钱，女贞子三钱，决明子四钱，杞子三钱，蒲公英五钱，白薇四钱。郁金三钱，郁李仁三钱，水红花子四钱。连服30剂，肝区痛减至（++），脾区痛消失，肝功能好转。再服30剂，肝区痛减至（+），食欲仍不佳，5月2日又见吐血，据说是情绪不佳之故。改用下方：

醋炒柴胡三钱，牡蛎一两，香附三钱，乌药三钱，苍术三钱，川朴二钱，郁金三钱，枳壳二钱，紫草五钱，仙鹤草四钱，白薇三钱，生地四钱，大腹皮三钱。六剂血止，去紫、仙，加茅根、公英各五钱，当归三钱，桃仁三钱，前后服100剂肝区痛平，食欲增至400克，肝功能再检查已恢复正常，回阿克苏。1967年9月中来信，谓前症又发。要求处方，遂以原方调理乃安。

案五 蔡某，男，33岁，新疆日报社。1966年6月18日初诊。

上月曾因长期苦失眠，右半侧脸面发作性浮肿，同时左手亦发胀，躁急不可忍。9时左右其肿自然消失，霍然宛若常人，医学院诊断为脑神经衰弱，血管神经系统之调节紊乱，然治而不效，由医药公司黄文奎介绍来门诊。

诉：慢性肝炎病史已5年，在医学院治疗失眠时查肝功一直不正常，肝区剧痛不已，食欲迟钝，每日食量仅200克许。先与服潜阳宁神煎计30剂，失眠情况大大改善，面部发作性浮肿亦时有之，但发作时间不如前之密，而纳欲未开，肝区痛不解。改予柴牡乌龙煎。

柴胡三钱，牡蛎（先煎）一两，制川乌（先煎）钱半，龙胆草三钱，磁石一两，生龙骨（先煎）一两，生姜二钱，甘草二钱，制半夏三钱，北秫米四钱，香附三钱，乌药三钱，夜交藤五钱，远志二钱，茯神三钱。9剂而夜寐安，肝区痛缓解，但纳欲未开。嘱隔日1剂，以苏胃困，又服上方经月，所有临床自觉症状均失。

案六 周某，男，7岁，江西人，市公安局家属。病案号：肝27号。1964年3月17日初诊。

1961年在医学院诊断为急性传染性肝炎（黄疸型），住院治疗基本治愈。

1963年检查肝功能正常，但肝大。

1964年1月复查：肝大肋下三指，面部出现蜘蛛痣二颗。诊断：慢性肝炎。

就诊时肝功正常，食欲不振（每天100克左右），腹胀，肝大，蜘蛛痣如述。

处方：柴胡三钱，牡蛎一两，炙鳖甲四钱，当归三钱，白芍三钱，丹参三钱，丹皮二钱，郁金三钱，三棱二钱，莪术二钱，蒲公英四钱，香附三钱，乌药三钱，桃仁三钱，甘草三钱。隔天 1 剂。

前后共服药 60 剂，肝大恢复正常，食欲亦复，蜘蛛痣由明显渐趋消淡。迄今仅残留痕迹。基本治愈，已正常全天上学，观察至次年 4 月，未见复发。

案七 楼某，男，27 岁，浙江人，区人委干部。门诊号 10007。1962 年 12 月初诊。

患者因脾脏肿大，于 1962 年 9 月在医学院进行脾脏切除手术，发现肝硬化，即摘取肝组织进行检查，证实为肝硬化，转中医科治疗两月无效，即至先生处求治。其时肝区痛、麝浊、絮浊皆升高，舌苔前尖部遍布红点。予协定处方舒肝和络饮加肝硬化丸（施今墨方）。服中药 200 余剂，肝功恢复正常，舌上红点全退，全天上班，观察 2 年未见异常。

案八 陈某，男，33 岁，棉毛纺织厂书记。门诊号 96505。1963 年 10 月初诊。

1963 年 1 月因黄疸住区医院，确诊为急性传染性黄疸肝炎。3 月进医学院确诊为门静脉性肝硬化。当时脾大肋下 4 指。7 月切除脾脏，8 月出院后出现足肿、有轻度腹水。再进医学院治疗，腹水消失，乃来门诊就治。

主诉：脾切除后经常面浮足肿（肝功正常），面部晦紫如猪肝色，食欲不振，全休仍感乏力，经常失眠，乳房膨大如小儿拳头大，舌苔薄白，脉来弦滑，右上肺结核球形成。

处方：柴牡附龙煎连服 56 剂，浮肿退清，乳大消失，面部晦紫色转为绯红，得安寐，食欲开，全天上班不感乏力，观察调理 2 年，未曾反复。

胆结石论治

附：胆囊炎医案二则，调气解郁论一篇

胆结石是临床常见病之一。它的发病机制复杂，但其形成，与胆汁郁滞、排泄不畅密切相关。

祖国医学认为，胆为中清之腑，输胆汁以腐化水谷而行糟粕，以通降下利为顺。而胆汁之分泌排泄，每与偏嗜肥甘、情志拂郁等因素有关。盖偏嗜肥甘则伤脾，脾伤则健运失司；情志拂郁则伤肝，肝伤则疏泄不利，均能影响及胆汁的分泌排泄而致郁滞。故而偏嗜肥甘与情志拂郁也就同胆石症之发生形成了互为因果的关系。

目前，中医对胆石症的治疗，大多分气郁、湿热、脓毒三型，在具体治则上存在不同的看法。有的从胆石静止期着手，强调提高气郁型疗效，并将其分为肝气郁结、肝胃不和、肝阴不足三型。有的主张从病邪热化的程度，将其分为蕴热、温热、热毒（脓毒）三个不同阶段，强调通里攻下与清热解毒。有的则从原发性肝胆管结石病例多有脾胃阴虚的证候出发，强调胆脾分消，主张胆脾同治，用茵陈、郁金等药品加消导药。慢性胆石病的辨证则重视肝肾两脏关系，分别应用疏肝利胆、健脾和胃及养肝柔肝和疏利肝胆相结合的方法。

各种治疗方剂很多，但治法不外疏肝利胆、清热利湿解毒、通里攻下等几种，也多以大柴胡汤、茵陈蒿汤为基础加减化裁。而先生根据多年的临床实践，对胆石症之治疗与常法有别。

疏清滑利通其用

胆附生于肝，胆汁乃肝之余气所化。《东医宝鉴》云："肝之余气泄胆，聚而成精。"故胆的病变与肝的疏泄功能密切相关。基于此，先生认为清泄湿热当与升降滑利相结合，方能取得理想的效果。因为肝的疏泄正常，气机的升降也正常，则胆汁排泄畅达。反之，肝失疏泄，郁而化热，引起肝热灼液，导致胆汁排泄不利，就会造成郁结，聚而成石。因为不管是气郁型、湿热型或脓毒型，均与肝脏气机升降失调有关。结石是标，气滞是本，所以治疗胆石症必须重视气机升降，疏肝理气。现代药理研究表明，理气开郁能降低胆管口括约肌的紧张度，减少胃酸分泌和游离酸钙，使胰腺分泌减少，解除胰管梗阻力，减少压力，增加胆汁的分泌，与中医理论相合。

胆石症以湿热型为最多见，湿与热两者，目前均以清热为主。而先生认为还当注意配以甘凉滑利之品。因为甘凉滑利之药多能去湿，湿去则热无所依，再加滑利对消痈化石、利窍排毒均有好处，故治疗胆结石当以疏、清、滑、利为主。根据疏以解郁，清以泄热，利以去着的原则，先生自拟柴牡五金汤。

柴牡五金汤

柴胡 9 克，生牡蛎 30 克（先煎），海金沙 15 克，广郁金9克，鸡内金4.5克，金铃子9克，金钱草15~30克，青陈皮各5克，枳实6克，甘草4.5克，川厚朴6克，瓜蒌12克，冬瓜子18克，冬葵子12克。

方解：

柴胡与牡蛎同用，《本草经解》认为"柴胡轻清，升达胆气，胆气条达，则肝能散精，而饮食积聚自下"。牡蛎味咸性降，《汤液本草》认为"咸为软坚之剂，以柴胡引之，故能去胁下之硬"。故两者合用，一升一降，不但能宣畅气机，还有软坚散结之功效。

郁金、金铃子、青陈皮，疏肝以解郁，理气兼消积。现代药理分析得知，郁金所含挥发油，有促进胆汁分泌和排泄作用，并使胆囊收缩，有利胆作用，挥发油还可溶解泥沙状结石，故用于胆结石尤宜。

海金沙、金钱草、鸡内金，清泄湿热，利水通淋，化坚消石。鸡内金兼可健脾，须生用碾末吞服。

冬葵子、冬瓜子、瓜蒌，滑以去着，通窍利湿，还有消痈排毒作用。

制川朴、甘草、枳实，不加大黄而配以滑利之品，既有小承气汤行气除滞、清热通便作用，又可避免用药过峻而伤胃气。

本方虽以疏清滑利为主，但药不过峻，所以只要患者不是十分虚弱，一般都可使用。

辨证加减：

（1）伴有炎症发热者：加土茯苓，忍冬藤，连翘，白薇。

（2）出现黄疸者：加茵陈、山栀。

（3）胁痛者：酌加香附、乌药、元胡。

（4）呕恶胸痞者：酌加姜半夏、姜竹茹、枳壳。

（5）纳呆者：加苍术、焦山楂、焦神曲。

（6）大便不畅者：酌加郁李仁、桃仁、大黄。

另外，每日服雪羹汤一剂。

雪羹汤

大荸荠4个，海蜇皮（漂去石灰矾性）30克，水煎服。

此方出于清代《绛雪园古方选注》，云："羹，食物之味调和也；雪，喻其淡而无奇。荸荠味甘，海蜇味咸，皆性寒而滑利。凡肝经热厥，少腹攻冲作痛，诸药不效者，用以泄热止痛，捷如影响。"先生取其滑利以排石，泄热以止痛，久服而不伤正气，亦"食疗以辅之"之意也。

舒肝和络善其后

六腑以通为用。胆石即使排除以后，也还有复发可能，当保持其气机的通利。故先生用舒肝和络饮善其后，防止复发。

舒肝和络饮是先生在"病多参郁"的思想上研制而成的（详见下文所附"调气解郁论"）。旨在舒肝，法在通利。故仍以柴胡、牡蛎为主药；香附、乌药，调气活血，疏肝消痞；苍术、厚朴，温中燥湿，宽胸利膈，散满行滞；郁金、菖蒲，开窍豁痰，利胆解郁；夜交藤、合欢皮，和血安神，故能达到气血流畅，消化正常，以防胆石再生。

案一 杨某，男，66岁。1989年1月初诊。

原有结核病史。1988年10月开始出现上腹疼痛，有时剧烈。经上海市第一人民医院B超诊断为胆结石。数日前因过食油腻后疼痛又发，伴有呕吐，大便不实，舌红苔薄腻，脉弦。此乃饮食不节，造成湿热内蕴肝胆，先拟疏肝利胆，清泄湿热为治，用柴牡五金汤加减。处方：

柴胡9克，生牡蛎30克（先煎），台乌药9克，制香附9克，金钱草30克，海金沙15克（包煎），鸡内金9克，制厚朴6克，姜半夏9克，陈皮4.5克，茯苓12克，淡竹茹9克，枳壳4.5克，川楝子9克，冬葵子12克，冬瓜子12克，元胡6克。

除头晕加潼白蒺藜各9克外，其余如上述加减，服用56剂，完全恢复，B超复查结石未见。再服舒肝和络饮以善其后。3年来未再复发。

案二 阿某，女，24岁，维吾尔族。病案号16067。1965年1月14日初诊。

向有脘痛已历四年。1964年8月自治区人民医院诊断胃溃疡，住院治疗好转出院。昨因脘痛又作，再去区人民医院检查，经X线胆囊造影证实是胆结石症，要求手术治疗。患者不愿接受，故来门诊求治。

刻下胆区痛甚，痛引右肩，冷汗直流，寒热交作。厌见油味，吐苦水，不欲食，苔白，口干口苦而燥。腹胀大便干。拟与柴牡五金汤。

柴胡四钱，牡蛎一两，金钱草一两，金铃肉三钱，海金沙四钱，鸡内金二钱，郁金三钱，金狗脊四钱，枳实三钱，竹茹二钱，冬瓜子四钱，冬葵子四钱，当归三钱，郁李仁四钱，乌药四钱。便闭时加大黄钱半，计服24剂，胆疝痛平，追防一年未见发作。

案三 沈某，女，58岁，1992年8月23日初诊。

B超提示胆囊口端有结石嵌顿，引起胆管痉挛而为疝痛。便艰，高热（T40℃），WBC24000/mm³，经大量抗菌消炎解痉，痛已缓，高热已退，但胆区仍感不适。此胆疝痛而后引起之创痛未愈也。今不须止痛。六腑以通为顺，但予利胆清热解毒通便，苔腻，脉弦细。

柴胡9克，枳实9克，苍术9克，川朴6克，郁金9克，金钱草30克，海金沙（包煎）15克，鸡内金6克，金铃肉9克，黄芩9克，土茯苓30克，连翘9克，忍冬藤24克，白薇9克，知母9克，白芍9克，生甘草6克，郁李仁9克，生姜（另包）9克。7剂。

二诊：便已通，未畅下。胆区隐痛已平，但仍有不适感，苔脉如前。予原方，加玄明粉9克（冲），冬瓜子9克，冬葵子9克。14剂。

三诊：得畅下。B超复查结石已消失，胆区痛已平。胃纳转佳。以舒肝和络饮加金钱草、鸡内金、金铃肉、枳实、瓜蒌皮、郁李仁，续服7剂（隔日服）以善其后，并嘱服雪羹汤以代茶。

附：胆囊炎医案二则

（一）王某，女，29岁，煤矿设计院。1966年10月11日初诊。

今年7月住医学院经过十二指肠引流（＋），肝功能化验（－），诊断为胆囊炎，X光造影未见结石，但不很清楚，动员手术未同意。目前右肋下痛，痛引后背，向右肩放射痛，多突然而起，时呕苦黄水，苔浑、腻，脉沉弦，仍怀疑并有胆结石。柴牡五金汤主之。

柴胡四钱，牡蛎一两，金钱草一两，金铃肉、金狗脊、郁金各四钱，海金沙四钱，鸡内金二钱，枳实二钱，郁李仁三钱，冬瓜子四钱，冬葵子四钱。9剂胆区疝痛减大半，迄

3 个月未见发作。

（二）瞿某，女，30 岁，一中教师。1967 年 6 月 22 日初诊。

住区医院外科诊断为急性胆囊炎。因不愿手术来诊。胆疝痛，痛甚汗出津津，如有拳头大支顶肝区，泛恶频频，舌中根腻尖红，脉弦紧。柴牡金铃子散。

柴胡四钱，牡蛎一两，金铃子四钱，元胡四钱，鸡内金钱半，海金沙四钱，郁金四钱，枳实二钱，郁李仁三钱，香附四钱，乌药四钱，白芍四钱，甘草二钱。3 剂痛减，6 剂痛平，再服 3 剂愈。

〔附〕调气解郁论

中医辨证特别注意疾病共性与个性的结合。个性的表现可以因人、因时、因地而异。共性正好相反，往往是某一个病种，或某一类疾病，甚至大多数疾病都具有的共同表现。抓住共性，对认识疾病本质和确定治疗原则有极大的意义。共性包括的范围越广，其临床意义也就越大。近年来，对血瘀症状和活血化瘀的研究，就属此类。

先生在 60 余年的临床实践中苦苦探索，认为"郁"也属多种疾病的共性，提出"凡病多参郁，治郁当以调气为要"的学术观点，并经常以此来指导临床实践，治疗各种疾病，取得良好疗效。

病多参郁的理论依据

先生认为，人体的脏腑气血津液，无一不在升降出入运动之中，故内在环境，当以气血和谐为根本，若气血和畅则百病不生，如有拂郁，则诸病蜂起。如元·王安道在《医经溯洄集·五郁论》中就说："凡病之起也，多由乎郁，郁者，滞而不通之义。"朱丹溪亦曾说："人身诸病，多生于郁。"
（《丹溪心法·六郁》）

气血津液是使人体脏腑经络保持相互联系的物质基础，
流通于人体脏腑经络之中，如环无端。如果发生郁滞，即可
出现气滞、湿阻、痰凝、血瘀等病理现象。

"六腑以通为用"，前贤早有定论，不难理解。唯有对五
脏之"藏而不泻"，人们常易误解，认为既然是要藏，就不
存在通。实质上这个"藏"是相对"泻"而言的。"泻"是
治疗不当引起的损伤，与"通"是两个概念。《内经·五脏
别论》言五脏"藏精气而不泻"是指五脏藏精气宜充盈，不
宜损伤。因此，不能把"泻"与"通"等同起来。况且医
经对此也有明确论述，《素问·调经论》说："五脏之道，
皆出于经隧，以行于血气。血气不和，百病乃变化而生。"
《素问·热论》说："荣卫不行，五脏不通则死矣。"这里的
"死"字表示了疾病的严重性。说明五脏之要，也在于通，
五脏的精气不仅需要充盈，还要通畅无滞。《金匮要略·脏
腑经络先后病》篇亦说："若五脏元真通畅，人即安和。"更
为明确地指出了五脏精气通畅的重要性。

人体五脏六腑气血津液的和畅，是怎样表现的呢？先生
认为主要体现在气机升降出入的正常运行。《素问·六微旨
大论》说："出入废则神机化灭，升降息则气立孤危。故非
出入则无以生长壮老已，非升降则无以生长化收藏。是以
升降出入，无器不有。"把万物的生长壮老已，都归结为升
降出入运动的结果。居于气交中的人，也毫无例外地与天地
相应，机体生命的一切活动，亦均以升降出入的运动形式出
现。因此，人体的脏腑气血津液就是以这种运动形式反映各
自生理功能的。如肺的宣发和肃降、脾胃的升清与降浊、心

肾的阴阳既济、肝胆的疏泄与升降等，影响着全身气机的活动。精气由下焦向上，通过肝脾的升运，由心肺宣发全身，体现了向上、向外的特征；肺气的肃降、胆胃的和降、心气的下交、肾气的摄纳，又反映了向下、向内的趋向。为此古人把气机通畅看成是人体保持健康的必要保证。如朱丹溪提出"气血冲和，万病不生"，相反"一有拂郁，诸病生焉"（《丹溪心法·六郁》）。在外感病可表现为出入受阻，内伤病可表现为升降失常等等。戴原礼在《金匮钩玄》中说："郁者，结聚而不得发越也，当升者不得升，当降者不得降，当变化者不得变化，故传化失常而郁病作矣。"因此，气机障碍可以说是所有疾病的基本病理过程之一，而障碍的主要表现就是郁滞。

治郁当以调气为要

由于气血郁滞常见于各种疾病之中，因此《素问·至真要大论》强调治病要"疏其血气，令其条达，而致和平"。并根据五脏功能的特点，提出"达、发、夺、泄、折"五郁之治。《素问·六元正纪大论》所说"木郁达之，火郁发之，土郁夺之，金郁泄之，水郁折之。"意思是说：肝胆气血郁结者，应疏泄条达；心经有热者，该透发于外；脾胃壅滞者，宜消导下夺；肺气闭郁者，当开泄肺气；肾水停蓄者，须利水渗湿。故明代刘纯说："木郁达之谓吐越，火郁发之乃汗泄，夺土下利令无壅，金泄渗利解表同，水郁折之充逆尔，治之大体须明此。"（《医经小学·卷五·治法》）实际上《内经》治郁不止此五者，"坚者削之，客者除之，结者散之，留者攻之，急者缓之，上之下之，摩之浴之"之类，均属于此，关键是使气血通利。正是在这一思想指导下，前阶段兴起了血瘀症研究高潮，活血化瘀正作为通治之宝，在多种疾病的治疗中被广泛应用，推动了中医理论和临床的发展。

但是，另一方面也应当看到：气为血帅，气行则血行，气滞则血瘀，气畅则津布，气郁则津聚，气在人体升降出入运动中居主导地位。因此，临床虽有先血瘀而后引起气郁者，但大都是先气郁而后引起血瘀，血瘀症多见于疾病的中后期，尤其是一些沉疴顽疾。而气郁症多见于疾病早中期，其发病范围比血瘀症相对要早要广，并更具共性。故朱丹溪创气、血、痰、湿、热、食六郁说，而丹波元坚氏认为"郁之为病，气郁为最"（《杂病广要·郁证》）。现在临床将黄芪、郁金、降香作为活血化瘀药来研究，也说明活血化瘀与调畅气机有不可分割的关系。因此可以说治郁实应首重治气，以治气为要。而此治气，实质上是调气。

人体气机的活动都有一定规律，稍有抑郁也有其康复自愈的能力，先生称此为"自然疗能"。医者当顺应人体气机的活动规律，调整体力的盛衰，诱导上下，开合升降，解除各种郁候，使之恢复健康。尤其要注意发挥脏腑气机的功能。如治肺部疾患应注意气机的宣发与肃降，宣降正常，则津气通畅，呼吸调匀。如失宣肃则可出现呼吸不利，胸闷咳喘。脾胃为四运之轴，升降之根，升降正常，则水谷精微得以上输，浊气糟粕得以下降。如果脾胃升降失常，不仅水谷的运纳受障，五脏气机也受影响。肝胆有疏泄和降功能，如疏泄不足，生发之机被郁，即造成肝气郁结，女子尤为多见；如和降不足，升腾太过，又会造成肝气上亢，甚至血郁于上，使人薄厥，引起中风。心主血脉，全身的血都在脉中，依赖心气推动，濡养全身。如心气不足，势必出现气血瘀滞、气机不畅，与郁症更有直接关系。肾主摄纳气化，水液能在体内运行不息，除了心肺推动布散之外，还有赖肾的

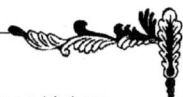

蒸腾气化，才能正常升降出入，使"水精四布，五经并行"。若肾气不足，气化失常，升降失司，就会造成水液停滞，气机失畅。若脏腑各自的生理功能得以正常发挥，则各种郁滞乃至各种疾病也就无从发生了。有见于此，先生从发挥脏腑气机的功能，亦即人体的自然疗能出发，针对"郁"在疾病中的共性，凭借多年的丰富实践经验，提出了"宣畅气血"法，拟就了"舒肝和络饮"，用诸临床以调气解郁而屡试不爽。

调气解郁的思路与方法

治郁须首重治气，治气在此实质上是指调气（已如上所述）。然而治郁之调气究竟当从何着手呢？

先生认为，虽然郁有因病致郁（五气之郁）和因郁致病（情志之郁）之不同，亦即无论其为因为果，最终必然落实到具体的患者，亦即"人"的身上。盖疾病不能离开人体而独立。因此调气治郁归根到底是辨"人"而论治。经数十年之临床观察，先生认识到无论是因病致郁还是因郁致病，都往往影响到患者的食欲、睡眠和大小便。而这三大生活常规，正是人体健康的基本保证。调整这三大常规，也正是先生在临床实践中辨"人"论治、调气解郁的一大特色。盖食欲不但反映营养摄入的水平，同时也是病人对药物治疗能否接受的标志。因为脾胃是消化的主要枢纽，不论饮食或药物都必须经过脾胃的吸收、转输，才能发挥作用，机体才有生化之源。故而食欲的旺盛与呆滞，反映了体内气机之通阻情况。二便是人体湿浊糟粕之排泄出路，直接反映了脏腑功能运行的情况。二便通调则糟粕得以及时排泄，不利则可测知人体新陈代谢障碍。寐安则神佳，寐不安则神疲，中枢不能自我调节，元气尚且不能恢复，病何能愈？因此，郁虽

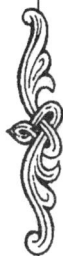

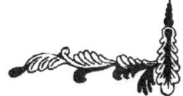

有气、血、痰、火、湿、食、情志之不同，而先生治郁独倡"宣畅气血"法。在用药上，气分药多，血分药少；在方法上，升降通利者多而补益者少。其自拟之宣畅气血的经验方——舒肝和络饮，即意在通过斡旋人体大气，来保障人体的食、寐、便这三大基本生理功能。人体的基本生理功能不失常度，自然气血和畅，运行无碍。气血运行无碍，则诚如《医方论·越鞠丸》中所说："气得流通，郁于何有？"

当然，在宣畅气血的基础上，针对具体的病种及致病因素，选取对症之药亦是当予顾及的，亦即不可治人而忘病。至于郁之为病，因于情志者甚多，此类郁症除了药物之治疗外，精神治疗亦极为重要。正如《临证指南医案·郁证》所说"郁证全在病者能够移情易性。"故在临证时应关心患者之疾苦，做好思想工作，使之解除顾虑，树立信心。苟能及此，对提高疗效便必定大有裨益。

舒肝和络饮

舒肝和络饮由柴胡、牡蛎、香附、乌药、郁金、菖蒲、苍术、厚朴、夜交藤、合欢皮十味药组成。此方贯穿了先生"病多参郁，调气为要"的指导思想，临床适应面广，用于治疗消化系统、神经精神系统、心血管系统、妇科月经不调等病症，均有较好疗效。

柴胡与牡蛎为本方主药。柴胡轻清，升达胆气，胆气条达，则肝能散精，而饮食积聚自下。牡蛎味咸性降，《汤液本草》认为"以柴胡引之，能去胁下之硬"。故二者合用，一升一降，能宣阳气之不达，阴气之不行，不但能宣畅气机，还有软坚散结、推陈致新之功。

香附行血中之气，《本草纲目》赞其为"气病之总司，女科之主帅"。此因气顺则血亦从之而和畅，因此妇科崩漏、月经不调均用之。乌药于气中和血,《本草求真》认为"香附辛苦,入肝、胆二经,开郁散结,每于忧郁则妙;此则逆邪横胸,无处不达,故用以为胸腹逆邪要药耳"。二者合用,行气解郁的功效更为完善。

苍术开提中焦之气以升之,具斡旋大气之功。厚朴温中,燥以下气,二药同用,健脾燥湿,使中焦大气升降之枢得旋,痰湿之郁得解。

郁金行气解郁,化痰散瘀。《本草汇言》谓:"其性轻扬,能散郁滞,顺逆气,上达高巅,善行下焦,心肺肝胃、气血火痰郁遏不行者最验。"石菖蒲开窍豁痰,理气活血,散风去湿,《本经》谓能"开心孔,补五脏,通九窍",可舒心气而益心智。

夜交藤、合欢皮均有宁心、安神功效,但夜交藤有通络祛风之功,合欢皮有解郁和血之效,同用有通络解郁之功。

全方以气药为主,重在解郁除烦,调畅气机,使体内气血津液流通正常,纳欲改善,睡眠安稳,二便通调,为疾病治愈创造良好的内环境。

慢性腹泻论治

附:其他方法辨证论治五例

慢性腹泻之发病原因众多。在《内经》中至少有五说:"湿胜则濡泻"指湿;"春伤于风,夏生飧泄"指风;"因而饱食,筋脉横解肠澼"指伤食;"暴注下迫,皆属于热"指热；"澄澈清冷，皆属于寒"指寒。后世朱丹溪又有痰因说。此均从病邪而言。

在人体，则从"脾主运化"而重在脾，即所谓"泄泻之本，无不由脾胃"。然而，慢性泄泻还与肝肾有关，即所谓"肝郁乘脾"和"命门火衰"。肝郁乘脾的病人时常有胸胁痞闷、嗳气少食等症状，并与情志变化关系比较密切。命门火衰是由太阴伤及少阴，泄泻常在清晨之前，阴气极盛，阳气未复之时，有时还可伴有腹痛，俗称五更泻。临床所见慢性腹泻，往往兼而有之，并须排除虫积为患和肿瘤积聚。

升清辟浊，暖胃和肠

先生治病一贯注意病人体质，在强调辨病论治，辨证论治之外，尤重视辨人论治。他认为证是人与病斗争之产物，病之与证都不能离开人体而独立，慢性泄泻既有病的刺激因素，又有人的自我调节因素。既可久泄伤阳，也可久痢伤阴，伤阴伤阳，都是人的范畴。久泻气从下陷，不当利尿过多，否则不但无分清泄浊之功，反有耗气伤阴之嫌。四煨汤升清辟浊，暖胃和肠，针对兼证不同，或佐清敛，或佐温通，对退行性病变之慢性泄泻甚为合拍。

四煨汤

煨葛根 6 克，煨防风 6 克，煨肉果 6 克，煨木香 6 克。

方解：葛根入阳明升发脾胃清阳之气，即升清降浊；防风辛以散肝、香以舒脾、风以胜湿；木香行气导滞，平肝和脾，乃"郁者伸之"之意；肉果温中行气，暖胃固肠，即"寒者温之"之谓也。

辨证加减：

1. 偏于脾虚者，可合参苓白术散加减；

2. 偏于肾阳虚衰者，可合四神丸加减；

3. 偏于肝郁乘脾者，加郁金、菖蒲、白芍、甘草，柔肝解郁；

4. 寒重者加附子、吴萸；

5. 热重者加黄连；

6. 湿重者加苍术、厚朴；

7. 腹痛加左金丸；

8. 泄泻严重还可适当加石榴皮、诃子等固涩药。

总之，还当根据每个病人的寒热虚实等具体不同的情况辨证论治，方能取得满意的疗效。

案一　倪某，男，45 岁。

腹痛便泄二年多，时发时停。发时腹中绞痛频作，呕恶，大便一日 3~4 次，质薄不成形，带有黏液。经西医诊断为慢性结肠炎。服抗生素后能缓解，但停药不久又复发作，持续服药又影响食欲。迁延二年之久，深以为苦。1964 年 1 月邀先生诊治。根据其证状，诊断为脾肾阳虚型泄泻，予四煨汤、四神丸兼服，前后数诊，服药 30 余帖，前症霍然而失。再与参苓白术散加四神丸调理而愈。

处方：

煨葛根 9 克，煨防风 9 克，煨肉果 9 克，煨木香 9 克，苍术 9 克，制厚朴 9 克，槟榔 9 克，白芍 9 克，甘草 9 克，生姜 9 克，大枣 5 个。

另：四神丸每晚临睡前用淡盐汤送服四神丸 6 克。

案二　陆某，男，40 岁。

慢性结肠炎病程近二年。腹痛且胀，时有呕恶，低热，大便溏泄，每日 2~3 次，胁下疼痛，脘次嘈杂，神疲乏力，舌苔白腻，脉弦细。此肝脾不和，湿热壅滞，方用柴牡四煨汤加减。

柴胡9克，生牡蛎30克（先煎），煨葛根6克，煨防风6克，煨木香6克，煨肉果6克，苍术9克，厚朴、郁金各6克，菖蒲6克，白芍6克，甘草4.5克，黄连4.5克，知母6克，藿梗9克。

上方服用20余剂，大便溏泄已止，胁痛亦减，低热消失，然有时仍有反复。再以上方去黄连、知母、藿梗，加石榴皮4.5克、诃子4.5克、夜交藤15克，合欢皮24克，续服14剂。另用酒糟泥糊皮蛋，在火中烤焦，剥壳吃蛋，每日2个，连服一月以资巩固。后竟未发。

案三　李某，女，27岁。

产后泄泻，延久不愈，医学院诊断为慢性肠炎。用中西药治疗未能止泻，来门诊求治。主诉：腹泻便溏，病程已二年，少腹疼痛。曾服健脾温肾、苦坚收涩之品，未能收效。食少神倦，多矢气。舌苔中根腻，小溲带黄。每天鸡鸣即泻，大便有时稀薄，有时洞泄。兼见漏下，每月经净仅5~6天，余时均淋沥不断，经常注射黄体酮未收效。此脾肾两亏，冲任失调，与龙牡四煨汤。

煨葛根12克，煨防风9克，煨木香9克，煨肉果9克，龙骨12克，生牡蛎30克，杜仲12克，桑寄生12克，续断12克，菟丝子12克，砂仁9克，制半夏9克，苍术9克，厚朴6克。

服12剂泻止，纳开，月事淋沥亦愈。嘱服参苓白术散2月，两年宿疾竟告痊愈。观察3个月，未见复发。

案四　李某，男，成年。

患慢性阿米巴痢疾12年不已，历经尝试各种抗生素及抗原虫药未能根治，日渐消瘦，困倦乏力，黎明盗汗，纳欲不振，左腹疼痛，泄泻不止，完谷不化。与四煨汤、硫黄蛋合服，竟渐获痊愈，后观察2年，未曾反复。

煨葛根9克，煨防风9克，煨木香9克，煨肉果9克，百部9克，川连4.5克，白芍12克，甘草9克，益智仁9克，大腹皮9克，制附子4.5克，生牡蛎30克（先煎），白人参9克。

硫黄蛋：精制硫黄，每次3克，纳入鸡蛋内，带壳蒸熟，去壳空腹服食，每天1~2个。

以上四例，均以四煨汤为主方，根据不同病情，配以不同方药，均获良好疗效。

以下五例慢性腹泻，先生均未用四煨汤，但由于辨证恰当，用药颇具特色，故一同收入，以资参阅。

案五 王某，男，25岁，大河沿粮食厅中转站。门诊号27068。1965年3月初诊。

1963年7月开始发现右侧少腹胀痛，大便先硬后溏薄，带有黏液，腹鸣多气，医治未效。1964年10月自治区人民医院钡餐透视诊断为回肠炎，医疗近一年效果不大，遂来求诊。主诉：腹疗痛阵阵发作，痛在右腹肠部位。痛发时窘迫不堪。大便不调，或时干燥难解，或时夹有溏粪，均混有黏液血液、色如酱。肠鸣腹胀。本院放射科检查，食道、胃、十二指肠均正常。可见回肠末端至回盲部肠腔变窄，黏膜较乱而不规则。盲肠内侧充盈不良且内陷，外侧正常。诊断意见：回肠末局限性小肠炎。

先生认为：腹痛一年半，发作有休止，大便不调，与饮食有关，病在肠胃可知，六腑以通为补，通无补法，加味四逆汤主之：

柴胡三钱，白芍四钱，枳实三钱，竹茹二钱，黄芩三钱，黄连一钱，元胡三钱，金铃肉三钱，香附三钱，甘草三钱。5剂。

二诊：药后痛减，因肛门发痒，转痔科检查未发现异常，仍师前意。

柴胡四钱，牡蛎一两，枳实三钱，川朴三钱，白芍四钱，甘草三钱，槟榔三钱，三棱二钱，莪术三钱，香附三钱，乌药四钱，当归三钱，制川乌一钱，香连丸钱半（吞服）。5剂。

三诊：前方服后痛去六七，肛痒亦平，腹鸣减，脓便已无。于是继续服用前方去香连丸，加：当归三钱，桃仁三钱。

三诊：方连服20剂，腹痛平，黏液便恢复正常。遂携方回原籍工作。

案六　张某，女，46岁，病案号3753。1963年5月初诊。

患溃疡性结肠炎5~6年，久治未效。腹痛下利日3~4次，下脓血样黏液如酱褐色，临厕腹痛难忍，便后亦不舒。食欲不振，脘腹作胀，口干口苦，多饮即多泻，血压160/80mmHg。夜寐不安，心悸气短易汗，苔白腻，脉来虚数。X线透视：横结肠、降结肠及乙状结肠带形消失，肠腔变窄，摄片结果与诊断印象相同——溃疡性结肠炎。予配羊脂丸方如下：

制川乌三钱，甘草一两，血余炭五钱，白芍五钱，滑石一两，共为末，羊脂一市斤，溶化为丸如弹子大，每丸三钱，二料，每服一丸，一日二次。

另服：乌酱汤：

制川乌（先煎）钱半，败酱草四钱，蒲公英五钱，甘草节三钱，柴胡三钱，生牡蛎一两，冬瓜子五钱，苡仁五钱，忍冬藤五钱，白芍三钱，木香三钱。30剂。

六年痼疾，服前方匝月，诸恙皆安，观察一年半，从未再犯，遂愈。

案七 王某，男，44岁，新疆人。门诊号17235。1965年1月6日门诊。

1958年秋得白痢，日下四五次，延至1959年4月始愈。病后腹胀始终存在。1964年4月白痢又第二次重犯，每天4~5行，腹胀，腹微痛，腹部自觉冷如冰。泻下白冻状黏液，食已即感腹部不适，饭前饭后均要如厕，迄今已有8个月，曾服用中西药多次未效。舌苔白腻，脉沉细。从肾寒久泄治。处方：

胡芦巴四钱，破故纸四钱，仙灵脾三钱，仙茅三钱，肉桂钱半，菟丝子八钱，五味子钱半，木香三钱，川朴三钱，甘草三钱。3剂。

二诊：痛泄大减，原方加萸肉四钱，党参三钱，白术三钱。3剂。

药后痛泄，霍然告愈。

案八 王某，男，37岁，直属小学炊事员。病案号1729。

病泄泻四年余，大便不成形，久治无效。曾服四君、六君、附子理中、参苓白术及温肾摄纳如莲子、芡实、五味子、肉果、诃子、禹余粮之类，都能收小效。但不旋踵病情如故，或反而增剧，特请先生诊治。自言大便溏泄日5~6次，便后肛门痛。当汗多时便泄即减，汗少时即感便泄次数增，显然与水分之调节有关。患者面色营养正常。左少腹有按痛，平卧时亦有痛感。病发时有疝状物隆起如冰棍状，应是肠道水气不利之征。苔白脉滑。当与疏导，此乃通因通用之法。中医谓"六腑以通为补"，良有以也。

制川附子二钱，制大黄二钱，黑丑二钱，郁李仁三钱，当归三钱，肉苁蓉三钱，桃仁三钱，杏仁三钱，木香三钱，枳实二钱，大腹皮三钱，香附四钱。连服10剂，诸恙皆减，大便溏泻亦止，观察半年，未见再发。

案九 妥某，男，31岁，科学院干部。门诊号：90183。1964年9月20日初诊。

1963年夏住自治区医学院，出院诊断为：①慢性菌痢；②早期肝硬化。据述患慢性痢疾已四年余，历经多家大医院治疗未愈。肝区脾区痛，肝大肋下一指，肝功正常。直肠内痔延成肛裂，经常出血，大便一天十余次，完谷不化，无脓益，便不成条，但多黏液，便前有腹痛腹胀感。食量减少，少气乏力，形神萎疲，舌苔白润，边有瘀斑，脉来细弱。服温热药则痔血多，服清凉药则腹痛甚，利湿则便艰而痔痛更甚，服补气药则腹胀转剧。病延四年，痛苦不堪。

此乃肝脾同病，肠滑血络损伤，拟与乌蒲散，以药末直达病所，冀其收到缓痛收敛，止血厚肠之功。

乌贝散二两，六一散一两，蒲黄炭五钱，炒槐米五钱，制川乌三钱。为末和匀，每次一钱，一天三次空心服。一料服完，大便溏泻竟止，一天一次，已能成条，无完谷不化情况。腹痛止，肛裂愈，痔血从未发过，精神振作，形体较前丰腴，已全天上班矣。

尿路结石论治

本病为泌尿系统常见疾病之一，西医根据结石部位不同，分为肾结石、输尿管结石、膀胱结石和尿路结石。以腰腹酸痛，血尿为主症，根据临床还可见面色苍白，冷汗、恶心呕吐，痛及前阴，排尿中断等症，尿路结石易导致感染，故也可伴有发热恶寒，小便涩痛、频急等症状，属中医"急淋""石淋""砂淋""癃闭"等病症。通常认为是由于"湿热久蕴、煎熬尿液成石，阻滞肾系"而成。"轻则为砂、重则为石"。治疗以通利消石为主。

排石思路与治疗胆石相同

先生治疗尿路结石与治疗胆结石的思路在排结石上是相同的。他认为"三金汤"（海金沙、鸡内金、金钱草）最初是用于治疗肾结石，清泄湿热，利便通淋，化坚消石。但行气解郁是关键，此古人早有明言，《金匮翼·诸淋》中就讲到"散热利小便，只能治热淋、血淋而色，其膏、石、砂淋，必须开郁行气，破血滋阴方可也。"因此"柴牡五金汤"就是在"三金汤"基础上加柴胡、牡蛎、香附、台乌药、郁金、金铃子等，使之达到疏以解郁、清以泄热、利以去着的目的。郁金虽为利胆，但《新修本草》亦有"主……血淋"的记载，金铃子归膀胱经，《神农本草经》即云："主……利小便"。

排石途径与治疗胆石相异

先生认为治疗尿路结石与治疗胆结石的思路相仿，但毕竟两者病变部位不同，病理也有区别，胆与肝互为表里，排石的通道是通大便，而尿路结石多与肾有关，排石的通道是利小便。因此排胆石多与疏肝、通大便有关。临床多与承气汤类配伍，而治尿路结石多与强肾利尿，桑寄生、川断、萹蓄、滑石、冬瓜子、车前草、泽泻等合用。对伴湿热重者，当加强利湿热；小便不利有时还会出现寒闭，当适当用温通利尿。总之，临床还是要圆机活法，辨证应用。

案一 韩某，男，25 岁。1991 年 10 月初诊。

宿有石淋史，近日排溲时有中断，茎中痛，尿检蛋白（＋＋），潜血（＋＋）。腰痛，时起面目肿，入晚脚肿，能寐，便艰，纳一般。苔薄脉濡。此是湿热下注，尿路结石，堵塞尿道，法以通幽排石汤。

柴胡 9 克，生牡蛎（先煎）30 克，金钱草 30 克，海金沙 12 克（包煎），鸡内金 4.5 克，郁金 9 克，金铃子 9 克，桑寄生 12 克，川断 12 克，狗脊 12 克，土茯苓 30 克，忍冬藤 24 克，连翘 9 克，白薇 9 克，瞿麦 9 克，萹蓄 9 克，滑石 12 克，甘草梢 6 克。嘱多饮水。14 剂。

二诊：前方服后，尿道通畅，溲盘中有小砂石沉淀。腰痛乃平，原方去瞿麦、萹蓄，加萆薢 9 克。10 剂。

病愈，随访二年，石淋未再发。

案二 吴某，女，30 岁，七一纺织厂。1966 年 8 月 7 日初诊。

向有腰痛已逾十年，1965 年 11 月 24 日在纺织厂医院做肾盂造影术发现右肾结石，有小指面大，有棱角，不整齐。

病发即尿血很多，夹有红血球，泛恶，纳呆。今年已发作过三次，月经正常，苔脉亦如常。五金八正汤：金钱草一两五钱，金铃肉三钱，金狗脊四钱，海金沙五钱，郁金四钱，滑石四钱，甘草三钱，车前子四钱，冬瓜子四钱，冬葵子四钱，郁李仁四钱。服至第四剂溲下大结石一块，色为竭灰色，质硬，腰痛亦平，尿血止，小溲亦清，恐有余石，故仍宗服前方。后据同厂人有言：此病已愈。

按： 本案兼见尿血，然此乃结石损伤血络之故，与血淋之热伤阴络、渗入膀胱不同，无须刻意治疗，结石去则血尿止。故方中无止血宁络之品而尿血随结石之排出而同已，此不治之治也。

案三 周某，女，34岁，交通厅干部。1964年8月因子宫颈癌进行手术（子宫全切除，卵巢楔形切除），1965年11月因卵巢赘生血瘤，输卵管水肿，又进行第二次手术切除两侧卵巢与输卵管。迄今手术后已三个月。经常患少腹热气上冲，霎时颜面头顶焮红潮热，躁烦不可耐，如坐蒸锅之上，魄汗淋漓，懊恼欲饮凉水，不得寐。多梦头晕掉眩，睁目则加甚，舌尖红，脉沉细。形体日肥，乏力日怯。过去有肠结核病史，溏泄。曾有尿急尿频史，在第一次手术后曾癃闭，不得溲。第二次手术后尿道灼痛，小便不利，区医院昨天化验（门诊号62815）诊断为泌尿系结石，尿培养有大肠杆菌生长。3月中旬住我院两个月，刚出院来诊，诉病情如上。目前腰脊痛，尿急尿频，尿中混有砂石，有时带血。右足浮肿，阴道有烧灼感及发痒感，纳呆少寐，头昏目花，轰轰躁热每天1~20次。加味龙胆泻肝汤加五金消石汤：龙胆草三钱，焦山栀三钱，柴胡三钱，黄芩三钱，生地五钱，泽泻三钱，金钱草一两，金铃肉三钱，海金沙五钱，郁金四钱，土茯苓一两，鸡内金一钱（吞），冬瓜子四钱，冬葵子四钱，车前子四钱，另服消痛散，每次一钱，一天二次。服上方30付，躁热冲热大减，尿中砂砾亦减少，尿道灼热发痒感减轻，仍嘱沿用前方。

按：本案为湿热偏重者，以其有尿急、尿频，阴道有烧灼感，轰轰躁热，故加龙肝泻肝汤清利肝胆湿热，而以车前子、冬瓜子、冬葵子通淋排石，丝丝入扣，其效自显。

案四　孙某，女，23岁，自治区女篮队员。门诊号95048。1963年8月5日初诊。

因癃闭18小时，区医院治疗无效转求急诊。当时患者腹痛甚，不能呼吸及咳嗽，少腹蓄尿胀满难忍，舌苔白，脉沉。急嘱归速以葱白一大把捣烂，加麝香一分作饼以热水袋温敷脐上。内服方：升麻二钱，桔梗三钱，苏叶六钱，防风六钱，青皮四钱，香附六钱，路路通六钱，木通六钱，葱白六钱，王不留行六钱，将军干二钱，煎浓，分二次服，一夜服完。

从8月4日开始无尿，直到8月6日早晨开始溲下，但溲后仍淋漓不净，或涓滴不通。化验小便有大量非结晶磷酸盐，白血球少许。血常规WBC 9000，N 74%，C 22%，E 2%，M 2%。自述右腰沿输尿管发胀，转侧不舒，当体位变动时疼痛每有明显变更。小溲虽日下2~3次，但每次均排而不畅，有时尿路变细（时刻变动），有时淋漓涓滴不通。诊为尿路结石，拟三海通淋汤。海螵蛸四钱，海金沙六钱，海浮石五钱，冬瓜子一两，冬葵子八钱，蒲黄五钱，滑石四钱，车前子四钱，瞿麦三钱，萹蓄三钱，金铃肉三钱，甘草三钱。3剂。六一散二两，每次三钱，一天3次吞服。8月8日经来（提前8天）淋痛大减。原方加当归、白芍、茺蔚子、泽兰。经净，淋、痛均愈。（系自治区女篮队员，即去北京参加全国女篮比赛，胜利地夺得全国女篮冠军）。

按： 本案为女篮运动员，形体状实，尿闭 18 小时未诊。先生用葱白、麝香，辛温通阳，此临床又一变法。

案五 马某，女，41 岁。1963 年 5 月 7 日初诊。

因癃闭小便涓滴不下，邀去诊视。诉平素大便干结，今癃闭已一昼夜，少腹胀痛难忍，舌苔白，脉滑。拟甘草牵牛汤：甘草梢二钱半，苦桔梗一钱，杏仁三钱，川朴三钱，黑牵牛二钱，瞿麦三钱，萹蓄三钱，冬葵子五钱，冬瓜子五钱，通草二钱。外用葱白捣烂，醋调热熨少腹。1 剂小便利，但仍不爽。加麻黄一钱半，苏梗三钱，牛膝三钱，白薇三钱，2 剂大便下，小便利，诸恙皆愈。

按： 本患者病因不明，但尿闭一昼夜，病情可想而知，先生外用葱白热敷以温通，内以麻黄、桔梗、杏仁辛开肺气，"提壶揭盖"，再加黑牵牛、瞿麦、萹蓄、通草等利尿，小便自畅，颇具特色，故附此供读者触类旁通。

慢性肾病论治

治疗慢性肾病，关键在于"葆真泄浊"，这是先生的一贯主张。他说："肾之功能，葆真泄浊四字尽之矣。其治疗的对策，亦不外此四字而已。至于不同的兼夹症状，不同的禀赋体质，则随所见而予以不同之加减。"

"葆真泄浊"的理论依据

所谓"葆真泄浊"，包含了"培本"与"祛邪"两方面的内容。葆真就是培补、保养肾脏，使受到病邪侵害之肾脏增强御邪之能力，发挥其填髓生精，强筋壮骨之生理功能，使不该流失的肾之真元（如蛋白质、红血球等）得以封固而不致外泄。泄浊就是将人体罹病以后累积潴留于体内的、代谢过程所产生的废残物质以及多余的水分等，通过二便或皮肤（汗腺）排出体外。所以，一方面着重"强肾以葆真"，一方面亦重视"泄浊以排毒"，二者不可偏废。先生认为："慢性肾病，大多为退行性病变，既有正虚的一面，又有邪实的一面，故纯虚纯实、纯寒纯热者较少见。大多数患者病程长，病因病机复杂，不少病例伴有肾脏实质病变。由此引起之肾功能障碍，往往寒热夹杂，虚实相寻。如果胶守一法，纯补纯泻，或纯寒纯温，皆非所宜。特别是许多患者由于长期应用抗生素及激素，往往伴有药源性因素，使病理机制格外复杂，在治疗上每有顾此失彼之窘。"肾功能不全，并出现氮质血证的肾病患者，既不能葆真，使大量不该泄漏的有益成分（如糖、蛋白等）丢失，又不能泄浊，把体内应该排泄出去的废料（如尿酸、尿素之类）排泄出体外。因此引起连锁反应，出现一系列虚实夹杂症状。而且病程长则病变的影响面亦大，故慢性肾病不是肾脏一处有病，而是整体性之病理反应。治疗对策，亦须衡量机体反应之缓急轻重，各随其所宜，而处以针对性方案。

至于"葆真泄浊"两方面，究竟以哪方面为主呢？先生认为，肾功能不全者，虽本质是虚，但致虚之原因，总是肾脏遭受邪毒损害所致，此是"因病致虚"，病在先，虚在后，病去则虚自复。遇到如此病例，先生主张四分回护正气，以强肾为本，六分清热解毒，来抑制损害之源，因寒热虚实之不同而随机加减，务使不偏不倚，保持相对平衡。如果能持之以恒，多能取得较好的效果，此乃治疗慢性肾病的"稳中取胜"之法。先生尝谓："治疗慢性肾炎，须从整体着想，首先要为'病肾'创造有利之内环境。不宜追求赫赫之功，但冀潜移默化，为自疗机制创造良好之条件，即此便是标本兼顾之道。"为此，特创设"强肾泄浊煎"以作为治疗慢性肾病之基本方。

强肾泄浊煎

桑寄生 12 克，续断 12 克，狗脊 12 克，鹿衔草 12 克，土茯苓 30~60 克，忍冬藤 24~40 克，连翘 9~12 克，白薇 9~12 克。

方解：

先生认为肾病而伴有肾功能不足者，不能一味蛮补，亦不能峻利。他之所以常用桑寄生、续断、狗脊、鹿衔草，是认为此不仅是风湿腰痛药，其实也是强壮肾功能的有效药。四味合用，能守能通，有寓通于补之意，临床收效甚捷。或问补肾强肾何以不用杜仲？先生说："杜仲守而不走，有固缩小便作用，但不利于泄浊。如果肾虚而小溲清长者，则杜仲自当入选。有的还可加入破故纸、潼沙苑、山药、山萸肉之属，不可拘泥。"

清热解毒药，一般常用三黄（黄芩、黄连、黄柏），而先生则认为三黄苦寒直折，久服败胃，有利亦有弊。而土茯苓、忍冬藤、连翘、白薇，能清热解毒而又无寒中碍胃之弊。方书谓土茯苓、忍冬藤善解金石之毒。现代医学认为土茯苓不但解病毒等"有机之邪"，对滥用、久用化学药物者，又有解毒辟秽之功。凡久服激素化学药品的患者，辄取此类药，有抑制变态反应之能。如有新感染，则蒲公英、虎杖皆可予投。

临症时常伴用柴胡、生牡蛎、香附、乌药四味。意在柴牡同用，走淋巴，利水道；香附利血中之气，乌药利气中之血。四者一升一降，一气一血，能宣畅气血，推陈出新，为肾病创造有利条件。

辨证加减：

1. 如浮肿较甚，小溲不利者：加泽泻、泽兰、车前子、路路通。

2. 小便利而尿蛋白偏多者：加蚕茧壳、菟丝子、淮山药。

3. 如见小便利而有红血球者：加槐花米、荠菜花、蒲黄（地榆亦可用）。

4. 伴见血压高者：加杜仲、牛膝、旋覆花、代赭石。血压接近正常即去之。

5. 偏阴虚而舌绛口干者：加生地、麦冬、知母、山药。

6. 偏阳虚而舌淡口和者：加制附子（先煎）、仙茅、仙灵脾、蚕蛹（制附子若炮制不透，其中心仍色白如生品者，多有毒副作用，可加知母、生甘草以解之）。

7. 气虚者：加党参、黄芪，同时可加用大腹皮以疏其壅。

8. 血虚者：加首乌、杞子，同时加赤芍、当归以和其营。

以上之加减，多偏于治本之道。由于本方之组合，药性平和，无大燥、大烈、大泻、大利之品，故可较长时间服用。每周停药一天，毋使胃困。如已获效，更须持之以恒，勿见异思迁。

先生认为，肾病既久，必然损耗物质，六味、八味实为弥补肾质之要药。但肾脏物质之损耗，不是一朝一夕所能恢复，而临床之表现首先是肾功能之低落，必须优先给予调整，才可免致衰竭，故可同时佐用六味丸、八味丸以辅助寄、断、狗、鹿药组之不足。有些病例在加用附子时，有时以附子与生地配伍以强心而解毒，有时以附子与大黄配伍以强肾解毒，颇有相得益彰之功。

兹举病例3则，以资印证。

案一 崔某，男，75岁。

1990年确诊为慢性肾炎、肾功能低落伴尿酸性痛风结节，一年来尿素氮高达74.6mg/dl，肌酐4.10mg/dl。脉来弦细，舌质淡而胖大，面色㿠白，面目浮肿，腰酸乏力，精神疲惫，口淡目糊，小溲短少，大便艰约。病在静止期，与"强肾泄浊煎"加首乌、苁蓉、柴胡、泽兰、泽泻、苍术、枳实、桃仁、火麻仁各9克，川厚朴6克，生牡蛎30克（先煎）。服药14剂后，大便行，尿意畅。但尿酸性痛风又发，足踝红肿结节焮热疼痛，不能落地。续予"强肾泄浊煎"加柴胡、生牡蛎、香附、乌药、苍术、厚朴、泽兰、泽泻、玄参、草薢、威灵仙、瓜蒌、生苡仁。经治二月余，尿酸性痛风已平，面目浮肿已消，可以自己步行来门诊。嘱守方再服一月，诸恙悉安。随访至今，痛风未发，肾功能始终稳定。

案二 朱某，女，46岁。

确诊慢性肾炎、肾功能不全已7年，伴有高血压（21.5/13.5kPa），尿蛋白定性（+）~（++），红细胞5~6/HP，有管型。面浮肢肿，面色㿠白无华，小溲频数失约，纳、寐尚可，口干，腰酸，带多，神疲，脉濡，舌有红点，苔薄腻。中西医久治不效。肾病既久，渗利过频，肾阳困惫，肾阴亦耗竭，最后终有不克胜任之时。予"强肾泄浊煎"加知母9克，甘草4.5克，苍白术各9克，黄柏9克，柴胡9克，生牡蛎30克（先煎），香附9克，乌药9克，鸡冠花12克，椿根皮9克，黄精9克，楮实子9克，菟丝子9克。每周6剂，停药1天，以苏胃困。守方加减服5个月，病情稳定，腰痛大减，血压相对稳定。原方去鸡冠花、椿根皮、知母、甘草，加蚕茧壳、山萸肉、破故纸各9克，黑大豆15克，续服3个月。面浮肢肿退，面色亦略复红润，腰酸神疲带多等症大减。自述过去蛋白尿7年未断，并伴有或高或低之血压波动。自服药后管型基本未再出现，虽尿检蛋白仍偶有出现，但血压基本稳定，自己很满足，乃携方去外地疗养。

案三 马某，女，31岁，独山子炼油厂。1966年6月25日初诊。

由独山子医院介绍来诊，原诊断为慢性肾盂肾炎，曾住自治区人民医院复检，同意上项诊断。刻下门诊诉腰痛，左甚于右，尿急、尿频、尿痛，尿液浑而见红色。口干、口苦、苔黄腻，脉弦细。处方：

桑寄生四钱，川断四钱，狗脊四钱，鹿衔草四钱，蒲公英八钱，白薇四钱，泽泻三钱，车前子四钱，冬瓜子四钱，冬葵子四钱，乌药三钱，藕节炭五钱，血余炭五钱，毕澄茄三钱。服15剂，诸恙大减。嘱按此方带交独山子医院贾大夫继续治疗。

按：本例之"慢肾"，仍以"强肾泄浊煎"为主方，唯以尿色见红而加藕节炭、血余炭，而有所区别，以资参阅。

糖尿病论治

糖尿病古代称谓消渴病，传统有三消之分。消水多饮为上消，消谷善饥为中消，渴而溲频为下消。观其标虽为三，但临床不必强分。

《黄帝内经》：二阳结，谓之消渴。二阳者手阳明大肠主津液、足阳明胃主血气。津液不足发为消渴。说明消渴与二阳经气有关。

辨消渴当辨气血虚实为要

消渴者，消为肌肤消瘦，渴为津液不足。上消者，心也。烦渴多饮，大便如常，溺多而频。中消者，脾也。善渴善饥，能食而瘦，溺者便闭。下消者，肾也。精枯髓竭，引水自救，饮多溲也多，随即溺下，稠浊如膏。说明三消症与心、脾、肾有关。上消于心移热于肺，中焦于脾移热于胃，下焦于肾移热于膀胱。上轻中重下危。说明消渴之为病是有重点的，不仅病系于脏，亦涉及腑，并不是固定在某一脏腑的。

《医学心悟·三消》："三消之证，皆燥热结聚也。"《丹溪心法·消渴》："消渴，养肺、降火、生血为主，分上中下治。"张景岳云："无论上中下消，直宜治肾。"消渴病之治疗，不仅要认清经络脏腑的关系，还要注意气分、血分、虚证、实证之别。气分渴者喜饮冷水，当予寒凉渗利之剂以清其热，热去则阴生而渴自止；血分渴者口干作渴喜作热饮，当以甘温酸化以沐其阴，阴生燥除则渴自止。治消渴尚需辨明虚证、实证。如因实火而致津液耗损，治宜降其火，津液滋生，消渴自止。如系阴虚肾水不足，直宜治肾，阴液渐充，精血渐复，渴必自止。

陈老认为上消初起渴而善饮，口干舌黏，大便如常，小便频数，为肺热伤津，宜滋阴润燥。方宜六味地黄合门冬饮子。中消，消谷善饥，饮食倍，大便干结，是谓中焦燥实，宜用玉女煎。下消，溲频而多或如膏浊，是肾阴消蚀，肾阳亦惫。方用六味地黄汤合金匮肾气丸。

消渴八味丸

生地 30 克，山药 24 克，山萸肉 9 克，知母 9 克，花粉 9 克，地骨皮 9 克，党参 12 克，麦冬 9 克，玉米须 30 克。

辨证加减：

1.高血压：加夏枯草 12 克，茺蔚子 30 克，决明子 30 克。

2.多食善饥：加黄连 3 克，黄芩 9 克。

3.多饮：加生石膏 30 克，知母 12 克。

4.皮肤瘙痒：加地肤子 9 克，白鲜皮 9 克。

5.阴部瘙痒：加贯众 15 克，土茯苓 30 克。

6.周围神经损害：加银花 12 克，连翘 9 克，绿豆 30 克，瓜蒌 12 克。

7.视力模糊：加青葙子 12 克，决明子 12 克，女贞子 12 克，石决明 30 克。

8.浮肿心悸：加冬瓜皮 12 克，西瓜皮 12 克，生枣仁 12 克，合欢皮 12 克，泽泻 12 克。

9.尿多如脂如膏：加益智仁 9 克，桑螵蛸 9 克，五味子 12 克，覆盆子 12 克。

10.酮症酸中毒：加忍冬藤 24 克，冬瓜子 12 克，橘红

9克，竹茹9克。

11．阳气虚弱，神倦乏力：加党参30克，或人参9克，黄芪15克，鹿角霜12克，益智仁9克。

12．阴精不足，消瘦躁热：加沙参12克，黄精9克，玉竹9克，首乌12克，女贞子9克。

病案 李某，男，54岁。教师。1995年4月17日初诊。

近三年极不耐饥，食而后安。一年来无明显原因体重减轻3.5公斤。乏力，易口干，溲长而频，一日解尿十余次。舌红苔薄黄腻，脉沉弦。肝肾阴虚，脾胃湿热。拟滋阴清热，健脾利湿。

生地30克，山药24克，山萸肉9克，知母9克，花粉9克，地骨皮9克，党参12克，黄连3克，黄芩9克，麦冬9克，玉米须30克，苍术9克，香附9克，大腹皮9克。

每日1剂，20天后血糖降至6.9mmol/L。后以此方随证加减续服，空腹血糖一直维持于正常范围。

按： 患者有典型消渴症状，证见肝肾阴虚，脾胃湿热。方中生地、山药滋阴清热；知母、麦冬、天花粉滋阴润肺泻火止渴。山萸肉补肾缩尿。黄芩、连养阴清火，泻湿热。苍术补脾、燥湿。

白塞氏病论治

附：其他方法辨证论治一例

宣畅气血、清阴泄热

白塞氏病（白塞氏综合征）以 1937 年土耳其医生 Be-heet 首次报告而命名。由于其临床表现多为口、眼、生殖器反复发作性溃疡，故又称为"口－眼－生殖器三联症"。本病较为少见且原因不明，是一种以细小血管炎为病理基础的慢性、进行性、复发性多系统损害疾病。本病与祖国医学典籍《金匮要略》中"狐惑病"所记载的症状颇相类，故一般多把本病归属于狐惑病范畴，但又非狐惑病所能全部概括。

本病在临床中完全符合之典型病例并不多见，所以现今多认为口、眼、生殖器三大部位的炎症只要具备两项，即有诊断意义。也有人认为本病诊断标准分主要条件和次要条件两部分。主要条件除上述三部位的损害外还包括皮肤损伤。次要条件为：胃肠道症状、血栓性静脉炎、心血管损伤、关节炎、中枢神经系统损害以及家族史等方面。凡具备三个以上主要症状或两个主要症状加两个次要症状即可诊断。先生在治疗本病时，采用辨证与辨病相结合的方法，清阴泄热，消炎防腐。以自拟"柴牡七白煎"为基本方，随证增损，收到了较为理想的效果。

柴牡七白煎

柴胡9克，牡蛎、土茯苓各30克，忍冬藤24克，连翘、白薇、白蔹、白蒺藜、白鲜皮、白僵蚕、白芷、白附子各9克。

方解

病不能离开人体而独立，因而病变的反应，亦每因人而异。故先生在治疗任何疾病时，均注意人的整体调理，并根据不同的临床证候而对处方随时加以调整。本方柴胡、牡蛎合用，以调整整体，宣畅气血，推陈出新。土茯苓、忍冬藤、连翘、白薇，作为一个药组，是先生矫正病理亢奋之要药，功能通幽泄热，护阴解毒，有增强人体免疫力及抑制免疫机制亢进之双向调节作用，过与不及之偏均可纠正。现代医学认为免疫机制异常为本症之一大病因，本药组即为此而设。七白之中，白薇、白蔹治血分之热；白鲜皮、白蒺藜善治皮肤疮疡、祛风止痒；白僵蚕功可脱敏解毒；白附子、白芷可祛头面之风。七味合用，清阴泄热，消炎防腐，随症加减，何症偏重则以相应之药为侧重而用之。

辨证加减：

1. 苍术健脾悦胃，具斡旋大气之功，故常用以整体调理。虑其燥烈，伴用玄参、知母以润其燥。

2. 体实多热、邪热壅盛者：加三黄（黄芩，黄柏，黄连）、生山栀、生大黄。

3. 咽痛者：加西青果、挂金灯、山豆根。

4. 面红目赤、迎风流泪者：加桑叶、杭白菊。

5. 肾虚耳鸣者：加磁石、细辛。

6. 齿痛者：加双骨（补骨脂、骨碎补）。

7. 关节疼痛者：加桑枝、秦艽、鸡血藤。

8. 女性白带多者：加贯众、椿根皮、白果、白鸡冠花。

9. 阴虚火旺者：加玄参、知母、生地、石斛。

10. 腰酸肾阴不足者：加女贞子、旱莲草、枸杞子、制首乌。

11. 纳呆者：加苍术、厚朴、鸡内金。

12. 口腔溃疡者：加白残花（野蔷薇花），该药可消炎敛疮、排腐生肌。单用水煎漱口，可令口腔清洁爽适，每以为治本病之辅。

若体赋素虚者，党参、白术、天麦冬、石斛等可随机损益。

尚有单独以复发性口疮见症者，其糜烂、溃疡反复发作，迁延难愈，少数甚至可出现恶变，其病因亦尚不清楚。以其仅此一症，自不能定为白塞氏病。然其为白塞氏病主要见症之一，故先生亦以上方加减以治，效自应手，不另冗述。

案一 周某，女，45 岁。

患白塞氏病 5 年余，一直尝用激素治疗，疗效不理想。症为口腔溃疡反复发作，阴部亦有溃疡，牙龈肿痛乍愈乍发，肛门奇痒，足底结节隆起疼痛，不能下地行走。苔净脉细。此阴分伏热，化火内燔，宜与清阴泄热，佐以解毒。

（1）内服方：柴牡七白煎增损。

柴胡 9 克，生牡蛎 30 克（先煎），土茯苓 30 克，忍冬藤 24 克，连翘 9 克，白薇 9 克，白芍 9 克，白芷 9 克，白僵蚕 9 克，白蒺藜 9 克，白鲜皮 9 克，白残花 4.5 克，玄参 9 克，知母 9 克，苍术 9 克，厚朴 6 克，生甘草 4.5 克。连服 14 剂。

（2）外洗方：

生百部15克，杏仁15克，黄柏15克，胡黄连15克，防风15克，白芷9克，甘草9克。五剂。布包煎汤浸洗阴部、肛门，一天2次。

二诊：口腔溃疡已敛，阴部溃疡稍减，肛门作痒已愈。苔净，脉弦细。再与通幽泄热，清阴解毒。原方加磁石30克，紫石英24克，青果9克，赤芍9克，桔梗4.5克。服7剂。外洗宗前。

三诊：肛门奇痒未再发，阴部仍有余疮未敛，苔脉同前。因思自得本症以来，溃疡、结节此起彼伏，乍愈乍发，骠悍难治，刻下虽诸症向愈，而除恶务尽。再予内外兼治。原方连服14剂，外洗方5剂。

四诊：口腔溃疡全消，阴部溃疡亦愈，其他症状均未见再发。嘱守原方隔天一剂，连服二月。激素逐渐抽减，强的松从每日3~4片减至0.5~1片，至二月后全部停服。随访二年未见复发。

案二 包某，男，47岁。

1980年9月在瑞金医院确诊为"白塞综合征"。唇口及阴部龟头反复出现溃疡。眼珠发胀，视力昏糊。当时予激素治疗，因有不良反应，转求中医。诉因环唇生疳绷紧如茧，张口困难不能进食，目珠胀痛，阴部溃疡，小溲浑赤，大便秘结五日未解。诊见舌质红降中有裂纹，苔黄，脉来弦数。此心脾郁热内燔，先予通幽解毒主之。

土茯苓30克，忍冬藤30克，连翘9克，白薇9克，生地9克，玄参9克，黄芩9克，枳实9克，生军9克（后下），郁李仁9克，火麻仁9克，玄明粉9克（冲），生石膏30克（先煎），升麻6克，厚朴6克。连服7剂。

二诊：头两剂毫无动静，仅稍转矢气。第三剂得下宿垢如胶糊状。下后口疮稍减，苔黄化半。去玄明粉，加生牡蛎30克（先煎），柴胡、丹皮、赤芍、黄柏、白薇、白芷、白僵蚕、白鲜皮、白蒺藜各9克，连服10剂。另服六神丸每日30粒。

三诊：因连日畅下，将生军改为同煎，再连服10剂。

四诊：黄苔化净，出现玫瑰色鲜绛舌。予前法加减，原方加黄连、山栀、杞子、麦冬各9克。另服六神丸每次10粒，一日3次。连服10剂。

五诊：药后唇口疮疱收敛，红肿消退，龟头溃疡愈合。但停药后即大便闭结不通。原方去生军，重用玄参15~30克，生地15~30克，连服二月余，口唇及阴部完全告愈。但宿根未除，次年清明又发，自服前方，仍收到控制疾病，使之逐渐缓和之效。后三年每在清明好发期前一月服上药。并嘱常服黑木耳、生梨等滋润养阴之品。后五年期间遂未再发。

案三 马某，男，29岁，教育厅干部。病案号2999。1964年6月2日初诊。

1959年2月开始发现足胫痛及两膝肿痛，目花，视物有金星飞舞。肿处白天发凉、夜晚发热。阴囊溃疡、口腔溃疡，各大小关节出现大小不等之结节状肿块，久治不愈，反复发作三年。第一次在友谊医院经邀请陆军医院及区医院会诊，确诊为白塞氏综合征（1962年4月），给予西药治疗未效。第二次（1964年6月）再住进友谊医院，重复肯定是白塞氏病，治疗仍以激素（可的松）为主，长期服用不能中断。一旦停服可的松，症状即加重（1964年1月曾因停服可的松致双目模糊甚至看不到东西。足底及足踝频发结节，焮红，步履不便）。

刻诊见症：

1. 全身大小关节有结节状肿，焮红作痛，足底亦发有7~8个，以致不能步履。

2. 口腔及阴囊溃疡反复发作已5年，此起彼伏，从未根除。

3. 心悸阵作，发时令人懊恢难支。每天必发作一阵。

4. 手足心出汗，手指发凉发硬影响伸屈。

5. 食欲不振，日食量仅250克。夜寐不酣。

6. 每天服用强的松4片，病重时吃6片。

7. 面色凄苍，消瘦倦怠，舌苔薄白，舌质光红，脉象濡数。

先生案曰：肾主五液，脾主四肢，阴分有热，灼烁脾肾，与甘凉清润解毒泄热为主。

处方：甘草五钱，忍冬藤一两，合欢皮一两，土茯苓一两，元参五钱，地骨皮四钱，当归三钱，白芍三钱，枸杞子四钱，杭菊花四钱，潼沙苑四钱，玉竹四钱，桑枝四钱，苡仁五钱。前后服药60帖，激素每周抽一片，四周抽完，从6月27日开始激素全部停服。迄至9月1日，观察两月余，其收获情况如次。

1. 全身大小关节结节焮肿于一个月内全部消退，足底焮肿亦全消，已能步行自如。

2. 口腔溃疡一周后全消，阴囊溃疡一月后收敛，一直未曾再发。

3. 阵发性心悸难忍感，两周后痊愈，迄未再发。

4. 手心出汗、手指发僵，两周后改善。

5. 食欲大振，日食量从250克增至500克，恢复病前定量。

6. 精神大振，于第一月后即全天上班。

7. 可的松全停两个月，无异常反应。

1964 年 9 月嘱到自治区人民医院白塞氏病专科小组作病愈鉴定，承认此病已经基本治愈，仍须继续服药以求巩固。10 月国庆节后因病情稳定，嘱停中药两个月，观察其脱离药物治疗是否可能复发。到 1965 年 1 月中旬，患者单位来了解情况，给予证明已经痊愈，可以恢复工作。

按： 白塞氏病虽非常见多发病，然临床亦不鲜见。上举案例，均经确诊，因西药对症治疗效不应手，方请先生予诊。柴牡七白煎之柴胡、牡蛎宣畅气血，"土、忍、翘、薇"通幽泄热，为正本清源之图。七白参差使用，以防腐收敛，控制病变之蔓延。可用以却病，亦可用之预防复发。取药平淡，用药清灵，无苦寒伤中之弊，亦稳中取胜之道也。

附：复发性口疮案例一则

陆某，男，45 岁。1985 年 12 月 4 日初诊。口腔反复溃疡七八年，近来舌体、口腔黏膜经常溃破，色红中黄而凹陷，牙痛甚至影响咀嚼食物，大便不畅，溲赤，舌红边有破剥，脉弦数。心脾郁热，胃火上逆。先拟柴牡七白煎合竹叶石膏汤加减，清泄郁热。

白蒺藜 9 克，白薇 9 克，白蔹 9 克，白芷 6 克，白僵蚕 6 克，忍冬藤 24 克，连翘 9 克，生地 12 克，淡竹叶 9 克，生石膏 24 克（先煎），黑山栀 9 克，茯苓 9 克，甘草 4.5 克，木通 4.5 克，泽泻 9 克。服三剂。

二诊：服药后舌体及口腔溃疡和牙痛都有减退，大便已通，但夜寐不酣，舌红，脉仍弦数。再按上方加夜交藤 15

克、合欢皮24克，服7剂。

三诊：舌体及口腔溃疡均已消退，疮面已愈合，牙痛已除，夜寐稍安。再按原法续进，以资巩固。上方去石膏、木通，再服十剂。此后至今未再复发。

按：上三例，均以柴牡七白煎主方，根据临证不同情况，辨证加减，获取良好疗效。下一例，先生未用柴牡七白煎，但由于疗效并著故一同收入，以资参阅。

情志病论治

情志与情志疾病是中医学体系中的重要概念和组成部分。中医的情志包括现代心理学所说的情绪、情感、思维、意识等，古代将其归结为"喜、怒、忧、思、悲、惊、恐"，即所谓七情，另也有与五脏相应的"喜、怒、思、忧、恐"五志，其基本概念相仿。

情志发病的双向性

人体对情志有自我调节的能力，在正常情况下，不会引起疾病。但一旦感受的刺激过于突然，过于强烈或长时间的折磨，超越了自身承受能力时，进一步影响人体脏腑的功能，气血津液的运行，就会引起情志疾病，如《灵枢·本神》说："愁忧者，气闭塞而不行。"《素问·举痛论》说："思则心有所存，神有所归，正气留而不行，故气结矣。"《素问·本病论》说："人忧愁思虑即伤心。""人或恚怒，气逆上而不下，即伤肝也。"这种情志疾病的产生是双向的，人体脏腑功能的失调，气血运行不和，有时也会引起人体情志的变化而产生情志疾病。如《灵枢·本神》说："心气虚则悲，实则笑不休"，"肝气虚则恐，实则怒"，"血并于阴，气并于阳，故为惊狂"等。

因此，中医常通过调节脏腑功能，舒畅气血的运行等等，辨证论证来治疗情志疾病。

由于分类方法不同，中医的情志疾病包含内容较广，包括西医的心身疾病，神经官能症、精神疾病及其他分类中讲到的各种精神症状。

创新与继承

先生认为五脏失调都有其不同的情志表现，气血失调也会导致情志失调。但在情志疾病中，"心"又处于关键地位，因为"心藏神"，"心主神明"，心静则神明，故创制"潜阳宁神煎"，在治疗情志病中常能取得独特疗效。

潜阳宁神煎

制附子 4.5~9 克，灵磁石 15~30 克，生龙骨、生牡蛎各30 克，制远志 6 克，酸枣仁、夜交藤、合欢皮、茯神、北秫米各 12 克，制半夏 9 克。

由于神志疾病，病程较长，经久不已，故本方当多服，乃至一月，疗效才显著。

先生认为附子强心，与磁石同用是兴奋加镇静，既有强壮之功，又能抑制虚性兴奋，镇惊安神，治疗神经衰弱之失眠有良效；附子与枣仁同用，辛通加酸收，有缓和作用，能调节心血管系统植物神经之紊乱；与龙骨、牡蛎同用，潜阳宁神。远志、茯神、夜交藤、合欢皮合半夏秫米汤，祛痰解郁，益智宁神，全方起到强心益智，潜阳宁神作用。

案一 谢某，男，54 岁，绥定红旗公社人。1966 年 8 月 8 日初诊。

去夏发生肢体抽搐样疼痛，游走无有定处，发时先心中懊恼，遂即昏厥不省人事，或三五天一发或一天 3~4 发，时间长短无规律，迄今一年，反复不已。由社医务室介绍来门诊治疗。见面色苍黄，无贫血现象，语言謇迟，反复颠倒，苔脉正常，眠食如常，西医诊断为"神经官能症"。潜阳宁神煎加全蝎钱半，僵蚕二钱，甘草三钱，小麦一两，间断服至 10 余付，发作次数大稀，到 9 月 19 日已半月未发作。但全身串走痛仍有，遂回绥定老家休养。

案二 顾某，女（年龄未列），军区建筑总队干部。1966 年 7 月 22 日初诊。

患神经官能症一年，住兵团医院久治不愈，消瘦日甚，不得寐，不思食，腹痛，时作溏泄，发落如梳，指战心慌，怵惕如人将捕之，心烦怔忡，躁急善怒，苔净，脉濡细，除温慰告以必治外，嘱常服下方：①潜阳宁神煎，②柏子养心丸，每天二丸。服完十五付，纳欲大增，得安寐，神经急躁症状大安，再服 30 付，诸恙皆安，遂恢复工作，无异状。

案三 王某，男，45 岁，军人。1966 年 12 月 2 日初诊。

患神经衰弱一年余，苦不得寐，纳呆，夜溲颇多，小腹时痛，舌质略淡，苔微腻，脉缓弱。处方：潜阳宁神煎加益智仁，炒白芍各三钱，广木香、甘草各二钱，12 剂后即可小睡，腹痛亦平。原方隔日进，续服一月，渐趋正常。

案四 矫某，女，32 岁。1966 年 12 月 27 日初诊。

神经衰弱 5~6 年，苦失眠，疲惫无力。怔忡多烦躁，多汗，脐腹悸动，脉虚而舌尖红。处方：潜阳宁神煎加知母三钱,莲子心一钱半。15 剂得安寐。即以此方为主,有时单独用甘麦大枣汤晚服,间日一剂。服已,颇觉安宁,精神日振。调理半年,可以正式工作矣。

按:以上诸案在本方基础上的加味,以莲子心、知母清心泄火,益智仁、木香温神缩泉,白芍、甘草止痛和营,用意昭然,兹不赘述。

先生对历代医家的继承,是继承中有发展。在情志疾病的治疗中,首先是体现在"甘麦大枣汤"的应用。此方出自《金匮要略》,原为治疗"妇人脏躁,喜悲伤欲哭"。先生认为其实不限于妇人,男子也有此症。多由情志抑郁或思虑过度引起,药味虽然简单,但只要配伍得当,能取得非常好的疗效,现举例如下:

案一 刘某,女,31 岁,市 22 校教师。门诊号 85265。1963 年 4 月初诊。

1962 年 10 月 27 日因工作过度紧张,遂致心急烦躁,后来在家中烧菜时,忽然神糊不知人事,乱言乱语,外出奔跑。第二天神志方清。1963 年 2 月 9 日,前症又犯,约 5~6 个小时方醒。医学院、精神病院相继诊断为神经官能症。自此以后一直感到全身乏力,四肢拘急,头晕头痛,心急悲啼,不能自持,全身发麻,手凉,目有幻觉,常见群虫乱舞,记忆力锐减,转眼即忘。至来就诊时诸症依然,脉来沉细。此乃脏躁也,与加味甘麦大枣汤。

甘草八钱,小麦一两,大枣十枚,羚羊角三钱,龙骨四钱,牡蛎一两,桃仁八钱,丹参四钱,白薇三钱,太子参四钱,百合四钱,陈皮三钱。6 剂。

二诊:自觉各种症状程度略有减轻,原方加附子二钱,磁石一两。在此基础上前后诊治 24 次,共服药 110 剂,症状逐渐消除，至下半年恢复教学工作。迄至1965年春节来复诊，谓工作半年无不良反应，盖病情已趋稳定矣。

案二 高某，男，40岁，自治区税务局干部。1964年7月初诊。

1956年开始一直感到心悸失眠，四肢无力，左胸次如流水样滚动，心率最高达160次/分。经干部疗养院疗养二年，四医院（精神病院）治疗及针灸治疗效均不显，心肺正常，肝脾（－），膝反射亢进（＋＋）。

刻诊言：心慌气短，疲困乏力，烦躁不安，思虑无穷，自觉肌肤如有虫行，肉瞤筋惕，神志恍惚，不敢独行，夜不得寐，食不知味。自觉五内翻腾如转轴轮，手指抖索，懊恼莫名所状，舌苔薄白，脉来细数而乱。诊断：男子脏躁（神精官能症）。处方：甘麦百合汤

甘草五钱，麦冬三钱，百合四钱，大枣十个，香附三钱，桂圆肉四钱，莲肉四钱，枣仁四钱，远志三钱，合欢皮四钱，磁石一两。连服90剂；七制香附丸每天1包。临床症状大部消失。全休8年现已能参加学习。语言举止亦鲜慌张不安之状矣。继续治疗并观察至1965年4月，无异常。并参加社教亦能任劳如常。但常服人参归脾丸，颇适。

案三 宋某，女，33岁，煤矿设计院。门诊号102827。1964年2月初诊。

1963年9月因生气突然发生抽搐。发病时口先发麻，继而发生抽搐，约20分钟。发时心中明白，但口不能言，自此以后，每周约有2~3次发作，发作后全身乏力，疲不能支。

刻诊：自述有关节炎史已7年余。抽搐之症近两月发作较前频繁。曾服加味白金丸，发作较稀但未能中止不发。在

发作前毫无诱因可推。据云第一次抽搐时强直度大而抽搐度小，神识意志不浑浊而有感情激动，大拇指不内屈而向外，无溺便自遗现象。当属癔病范畴，遂予甘麦大枣汤加味。甘草一两，大枣十枚，麦冬四钱，枣仁四钱，钩藤五钱（后下），全蝎三钱，僵蚕三钱，秦艽三钱，防风三钱。前后继续服30剂，痫厥停止不发，但感肚腹膨胀如鼓，亦无其他原因可推。仍坚持原方加川朴，续治月余，其胀亦随消，观察两年，症不发，全天上班无异常人。

案四 曹某，女，25岁。1965年5月初诊。

近数月心烦意乱，躁急不安，欲畅哭乃舒，每发于连续失眠之后，平均数天一发。近月来因工作忙，发作益频，每发辄痛哭啜泣，悲不自胜。西医诊断神经衰弱，治疗无效。

询知月经正常略为错后，夜寐尚可，食欲亦正常，但哭泣不能自已则发作更甚。其夫陪来门诊，娇啼若不知羞。苔脉无异常。诊断脏躁，甘麦大枣汤加味主之。

生甘草五钱，大枣十五个，麦冬四钱，百合五钱，生地四钱，茯神三钱，远志三钱，小麦一两，龙眼肉四钱，石菖蒲三钱。

9剂，躁急悲哭大减，发作渐疏。再9剂，诸羔皆除，已恢复工作全天上课。

案五 徐某，女，34岁。1967年1月9日初诊。

自1961年始常患失眠头痛，怔忡，烦躁，常自悲啼不能自已。辨为脏躁，甘麦大枣汤增损。甘草四钱，小麦一两，大枣三枚，香附、乌药、知母各三钱，百合、夜交藤、合欢皮各四钱。水煎服。并着意慰藉。病情日渐减轻，调理1月余，诸症皆平，工作一如常人。

案六 党某，女，29岁。1966年8月10日初诊。

产后 5 个月，胎前曾有子痫史。现今时觉肌肉眴动，自汗、头痛、心悸，热从小腹上冲如奔豚。自觉有凉雨从头淋下，寒冽透及心肺。怕自怨艾，悲泣不能自控。甘麦大枣汤主之。甘草四钱，小麦一两，大枣四枚，石斛、麦冬、白薇各三钱，磁石五钱，生龙骨、生牡蛎各一两（后三味先煎）。水煎服，调理经旬，诸症减大半。携方归自服。一年后其邻居以他病来诊。告知已恢复正常矣。

按：上数案见症虽各有不同，然其病机，总属忧思郁怒，伤及阴血，心神失养所致；病属情志疾病中脏躁范围。先生之治，仅随证在甘麦大枣汤基础上化裁，加百合、麦冬以清心养脏，夜交藤、合欢皮、酸枣仁以安神定志，磁石、龙骨、牡蛎以潜纳镇惊，知母、白薇以滋阴降火除烦，香附、乌药以调畅气机。每案用药无多而能取效，全在谨守病机，调遣得宜。

情志疾病的范围较广，中医的治疗非常有特色，远远不足以上二法所能概括。因此，先生再三强调临床一定要详察病人色脉，根据病症，审证求因，辨证论治，才能最大程度地发挥中医优势，取得良好的效果。现介绍先生用其他方法治疗情志的几个医案，以供启迪。

案一 杨某，女，27 岁，财贸学校。1966 年 7 月 20 日初诊。

发病已 3 个月，住区医院一月余。诊断神经官能症，治疗无效，自动出院来先生处门诊。其夫马某诉患者时感四肢发凉发麻，时发抽筋，每隔 3~4 日大抽一次，甚至强直不能动弹。头顶痛，少腹抽急时小溲不能下，待抽完才能渐渐放松。耳鸣目糊，带下如涕，腰如折。欲得温热。少寐，多恶梦，心烦躁。饮食如常，不能步履，苔白，脉弦。处方：

土茯苓一两，萆薢三钱，川断四钱，狗脊四钱，鹿衔草四钱，泽泻四钱，冬瓜子四钱，冬葵子四钱，苍术三钱，黄柏三钱，香白芷三钱，椿根皮四钱，贯众四钱。

嘱其夫，其神经紧张症状可以语言宽慰，使其安定，处方大意专治白带，带减阴敛，躁阳自戢。服此方加减1个月，抽搐仅小发1次，比住院时大见安定，白带减少，能自扶拐杖来门诊。到国庆节已大部平复，仅带下及烦热仍有。加甘麦大枣汤与之。续治月余，竟愈。

案二 王某，女，37岁，塔城人。1966年9月7日初诊。

躁急发热病程已一年，久治不愈。诉入晚手足心如烙，头脑昏昏然，欲自仆，耳鸣嗡嗡叫、目眊眊不了了。大便正常，口干口苦，舌边尖红苔中腻，脉弦数。西医诊断"神经官能症"，属肝胆湿热蕴结，与龙胆泻肝汤主之。

龙胆草三钱，焦山栀三钱，黄芩三钱，柴胡三钱，秦艽二钱，地骨皮三钱，磁石一两，珍珠母一两，牡蛎一两，女贞子三钱，决明子四钱，土茯苓一两，全蝎钱半。前后10剂，五心发热大减，头昏、目糊、耳鸣均减，遂按此方继续调治，不匝月而愈。

案三 孙某，女，20岁，伊宁友谊医院护士，未婚。1966年9月23日初诊。

3个月前，在伊宁工作因受气恼而致气鳖发厥，醒来神志发呆，语言颠倒错乱。吃安眠药，即稍为安定。但发呆发木情况未改善。乃来乌市求治，苔脉正常，诊为神经官能症，与丹溪越鞠丸。

苍术四钱，抚芎二钱，香附四钱，焦山栀三钱，炒六曲三钱，远志二钱，枣仁四钱，乌药三钱，郁金二钱，菖蒲二钱，合欢皮三钱，连服半月，精神恢复正常，语言应对正常，遂回家休息。

案四 孙某，女，护士。1966 年 10 月 19 日初诊。

因生气而发晕厥，醒后即痴呆失常，语言颠倒。服西药镇静剂可稍安，但药效一过又复啼笑妄语，亲疏不分。苔净，脉弦滑。病由郁生，因郁致病，是情志中病也。除予安慰外，加减六郁汤主之。

苍术 12 克，川芎 6 克，香附、乌药各 12 克，黑山栀、炒六曲、炒枣仁各 9 克，炒远志、石菖蒲各 6 克，合欢皮 12 克，郁金 9 克。水煎服。服 12 剂精神大见安定。复因失眠三宵，前症又发，原方加陈胆星 4.5 克，天竺黄 4.5 克，石决明 30 克。又 6 剂，寐安而平复。

按：上诸案之治，症类虽同属神经衰弱范畴，而先生之治，又不拘于甘麦大枣汤及潜阳宁神煎者，其因在于疾病之治，既要抓住共性又要掌握个性，方能药与病合，丝丝入扣。如杨某案，经住自治区人民医院一月余而诊为神经官能症，可见其无器质性病变。其所有症状均可由情志所致，唯其带下如涕，非属神志而为实质性病变之临床表现，故先生专从治疗白带着手，兼之神情之劝慰，诸症竟也随带下减少而减轻，然后再加甘麦大枣汤调之，自然合拍。王某案则以其舌边尖红苔中腻，脉弦数，为肝胆湿热，以龙胆泻肝汤为治，以其手足心如烙，而以秦艽、地骨皮、女贞子诸品养阴而清其虚热，以磁石、珍珠母、牡蛎以镇潜其躁阳，乃症不同而药亦异也。而后三案，迳以丹溪专为诸郁所设之越鞠丸投之，机因契合，亦应手而愈，可见先生之临证，非固守一端，圆机活法，自在心中。

月经病论治

月经病范围较广，它包括月经失调，崩漏、闭经、痛经、经前乳胀、经行吐衄、经行泄泻、更年期综合征等，其起因较为复杂，年龄跨度大，因此各个病症的辨证论治有较大差异。这里仅介绍先生治有特色的病症以供参阅。

经行吐衄忌过寒过涩

经行吐衄，又名"倒经"或"逆经"，系指在经行前后或经行期间出现吐血，鼻衄等。一般持续几天便可自已，而以鼻血为多见。其多伴经量减少，甚至渐至月经不潮。究其因，总由血热气逆为多，故治疗宜清宜降。清热则断其上升之势，潜降则通其下行之道，导经水循正路而行之。

但是先生认为，虽曰宜清宜绛，但当注意不宜过寒过涩，忌用大剂寒凉克伐，或专事止涩。否则血虽止，但月经终难调畅。因为经行吐衄大多与以下二种情况有关，一是肝喜条达，妇人易受情绪影响，造成肝气郁滞则经血不畅，肝气上逆则经血随冲气向上逆，疏肝则经自调，如用药专事止或涩，也会影响肝气的条达。二是阴虚阳亢，虚火上逆而致吐衄，因此治疗要注意滋阴降火，顺经止血，如过用寒凉也会折伤阳气，不利于月经的调理。

案一　杨某，女，18岁。1966年10月28日初诊。

每月经前鼻衄，2~3天自愈。当从血热上升治。处方：当归三钱，川芎二钱，赤芍三钱，生地四钱，茅根五钱，白薇三钱，紫石英五钱，牛膝三钱，防风二钱，甘草二钱，经前服此方 5 剂，月经再来时，竟未再见鼻衄。

案二 樊某，女，32 岁。1966 年 11 月 10 日初诊。

五个月前因小儿病危，心中一急，经水遽止。从此每月经行前即见鼻血如注，反复发作已 5 个月。今将来月经，与调气和营，解郁消凝。泽兰五钱，丹皮二钱，香附四钱，卷柏、茺蔚子、当归、赤芍、乌药、牛膝、桃仁各三钱。月经如期来，未见鼻衄。

按：此二案例，生地、茅根、白薇、卷柏、茺蔚子、丹皮则为清，紫石英、牛膝则为降，余者或调气，或和血，或消瘀，未尝专用炭类敛涩止血药而衄血止，经行得循常道，即因于此。致于肝郁而致气逆则宜疏肝，血瘀而不循常道则宜行瘀，要在临症随机，不可拘泥于一法一方也。

崩漏多虚证

崩漏，亦称"崩中"、"漏下"，其发病机理较为复杂，常是因果相干，气血同病，多脏受累，故属妇科难症、重症。《女科证治约旨》说："崩中者，势急症危；漏下者，势缓症重。其实皆属危重之候。"

崩漏之证，通常分为血热、血瘀脾虚、肾虚等，血热之中又有虚实之分。先生认为，崩漏可以突然发作，亦可由月经失调发展而来，虽有肝郁血热，外感热邪或外感湿热，但总以虚者为多。临床无论"崩中"或"漏下"，最后还是以损血耗气告终。只是"急"、"缓"有别。"崩中"出血量多，来势急骤，故当偏于"固涩止血"，尤其在暴崩之际，"留保一分血，便是留得一分气"，古人用独参汤补之，其理也在于此；"漏下"出血量少，淋漓不断，来势较缓，当审因论治，调补气血。

既然是损血耗气，以虚者为多，所以益气健脾，强其统摄之权，滋水补肾，固其封藏之司，调其冲任，就当常寓于治疗之中。为此先生自拟胶红饮治疗崩漏，常取得满意的疗效。

胶红饮

阿胶12克，红花4.5克，炒白术12克，桑寄生12克，川续断、党参各12克，狗脊12克，当归9克，黄芩9克，血余炭9克，生龙骨30克，生牡蛎30克。

胶红饮与《金匮要略》胶艾汤不同，胶艾汤重在温宫止血，而胶红饮是集健脾、补肾、固涩止血为一体的止血方，较偏于补虚。值得注意的是其中加红花一味，使全方静中寓动，涩而不滞，加黄芩一味，清热助血归经，组方构想十分严密。

辨证加减：

1. 血瘀甚者：加丹参。

2. 腹寒而痛者：加陈艾叶、制香附、台乌药。

3. 气滞而腹痛：加制香附9克、台乌药9克、陈皮、川楝子。

4. 热重：加白薇、蒲公英。白薇善清血中热邪，用此甚佳。

5. 出血量多者：可酌加茜草根、陈棕炭、藕节炭、炒蒲黄、苎麻根等。

6. 肾虚甚者：加菟丝子、怀山药。

7. 气虚甚者：去党参，改吉林参，加茯苓12克，炙甘草4.5克。

案一 霍某，女，40岁。1967年2月20日初诊。

月经前期，半月即来，有时甚至1月3次。经量特多，色紫黑有块。在多家医院诊断为子宫内膜增生症。此乃崩漏也，胶红饮主之。红花一钱半，阿胶、炒白术、桑寄生、川续断、党参、狗脊各四钱，当归、黄芩、血余炭各三钱，生龙骨、生牡蛎各一两。9剂。

二诊：药后腹中自适，加山药、菟丝子各四钱，6剂。

三诊：本月月经延至20余日来，量稍约，血块稍少。即以前方续服。调理2月余，月事渐趋正常。

案二 刘某，女，40岁。1967年2月16日初诊。

住新疆维吾尔自治区人民医院诊断为功能性子宫出血，已经刮宫而出血仍不止，少腹痛而拒按。胶红饮主之。红花一钱半，阿胶、白术、桑寄生、川续断、党参各四钱，当归、黄芩、制香附、乌药、白薇各三钱，陈艾叶、陈皮各二钱。6剂而血止，少腹痛平。调理1月愈。

案三 莫某，女，28岁。1967年1月2日初诊。

自1966年7月28日始，阴道流血延续不断，时多时少，夹有血块。少腹酸胀不适。每次漏下约10余天，可停7~8日，再反复漏红。10月份曾在自治区人民医院做诊断性刮宫，确诊为"子宫内膜增殖症"，脱落不全。手术后流血仍不止。采用人工周期疗法（乙烯雌粉）流血仍不止，伴有恶心呕吐、腹痛、食欲减退诸症。至12月4日，经漏量又见增多。12月20日转来自治区中医院。当时阴道流血仍多，带有血块，呈粉红色。有心悸疲乏感。既往有肾盂肾炎、关节炎及副鼻窦炎史。苔脉正常。过去中医曾投清营固络止血诸方无效。初诊予归脾汤6剂，不应，流血仍多，遂邀先生会诊。思及本症乃子宫内膜增殖脱落不全，且漏下夹有血块，乃瘀也。然漏下日久，兼之既往有肾盂肾炎史，故其肾气必虚。因而此症不宜纯补纯止，亦不宜纯破，试用加味胶红饮投之。阿胶四钱，红花一钱半，乌贼骨四钱，茜草根三钱，白术四钱，黄芩三钱，白薇三钱，丹参三钱，生龙骨、生牡蛎各一两，血余炭二钱，炒蒲黄四钱。4剂血下减少，再服4剂，阴道流血停。观察半月，未再见漏下，遂出院。

案四 陈某，女，37岁，工一师机械厂。1966年4月7日初诊。

向来月经提前，自3月15日月经来潮后，迄今已20余天犹淋漓不净，色仍殷红，头昏乏力，苔白，脉虚数。处方：阿胶（冲）三钱，陈艾炭三钱，陈棕炭三钱，蒲公英五钱，黄芩三钱，炒白术四钱，煅龙牡各八钱，炒川断四钱，桑寄生四钱，煨升麻一钱，苎麻根三钱。6剂漏红全止而愈。

案五 王某，女，38岁。病案号7545。1965年9月13日初诊。

今年8月因少腹痛，阴道下血，住自治区人民医院行人工流产术。术后仍有阴道出血，又进行第二次刮宫，出院后阴道下血仍不止，迄今已淋漓一月余，头昏乏力，纳呆神倦，少腹有下坠感，腰痛，区人民医院诊断子宫发育不良。乃积血潴留，炎症未消，苔白，脉细，与加味胶红饮。

阿胶三钱，红花钱半，炒蒲黄六钱，藕节炭三钱，陈艾炭三钱，焦白术四钱，杜仲四钱，川断四钱，当归三钱，蒲公英六钱，甘草三钱。

另日服定坤丹一丸，共服9剂，漏红止。停定坤丹，调理5剂，愈。

胎前病论治

胎前病，也称"妊娠病"或"产前病"。一般认为妊娠病，也就是指在妊娠期间，发生与妊娠有关的疾病。妊娠常见的疾病有妊娠恶阻、妊娠腹痛、胎漏、胎动不安、堕胎、小产、滑胎、胎痿不长、胎死不下、妊娠肿胀、子烦、子痫等。

胎前之治要在安胎

由于孕妇本身除了怀孕之外，也会患上其他各种疾病。因此以上所述，实际上把妇人胎前的病分成了二类：一类是与妊娠有关的疾病，一类是孕妇所患与妊娠无关的病。历代有些医家也有类似的说法，如清代陈修园在《女科要旨·胎前》中就说："安胎之法有二，如母病以致动胎者，但疗母则胎自安。或胎气不固，或有触动以致母病者，宜安胎则母自愈。"这里"母病以致动胎者"的母病起因与胎无关。但是，先生认为当注意"以致动胎"几字，说明实际上妊娠妇女，由于生理上有不同，其所患病症都会不同程度地影响胎儿的健康。因此，治疗母病，尽管其起因可能与胎儿无关，但都得结合妊娠这个因素来考虑。为此，胎前病的治疗不管其起因如何，都得把安胎作为要点来考虑。即使是认为与怀孕无关的疾病，辨证论治，立法处方，也当考虑安胎，这样才不致于伤及胎气，并有利于母体的康复。因此胎前治病要列"汗、下、利"等种种戒律，忌用有损胎气的药物。其理亦在此。

安胎重在调补脾肾

妇人受孕之后，由于生理起了变化，所以其发病也有一定特点，如《沈氏女科辑要笺正》认为，妊娠病源有三大纲："一曰阴亏，人身精血有限，聚以养胎，阴分必亏；二曰气滞，腹中增一障碍，则升降之气必滞；三曰痰饮，人身脏腑接壤，腹中遽增一物，脏腑之机括为之不灵，津液聚为痰饮。"此外，由于阴亏则阳偏盛，阳偏盛则多亢而易生热，因此又有"产前宜清"之说。

先生认为气滞、痰饮、多热等病理表现，临床症状较为明显，只要按辨证论治的原则，不易疏漏，倒是脾、肾二者，如不注意，常会忽略。因为妊娠之后，安胎养胎为第一要务。肾藏精，为先天肾气之所在，若孕妇因种种原因造成肾精不足，必然引起胎失所养；此外，脾胃为后天水谷生化之源，如脾胃虚弱，气血生化不足，也会造成胎失所养。此二者为孕妇胎儿之特殊生理状况，各种疾病的发生也常会影响此二者。因此，治疗胎前病，在辨证论治过程中，除了要处理好病证外，补肾健脾甚为重要，万不可掉以轻心。

滑胎案一 冯某，女，25 岁。1966 年 8 月 16 日初诊。

自诉已流产 4 次。最后一次迄今已 40 天而恶露未尽，余无所苦。处方：杜仲、桑寄生、炒川断、金狗脊、鹿衔草、淮山药各四钱，苍术、知母各三钱，川朴、黄芩、甘草各二钱。9 剂而恶露净。又 40 天而经犹未行。验小便早期妊娠诊断试验碘试验（＋）。迄至 12 月怀孕已确定，仍服前方保胎 12 剂。后因遣人来道谢，方知如期分娩一女，母子均安。其邻居李某，滑胎 7 次，亦用此处方保胎而产一男。

案二 熊某，女，34 岁。1967 年 5 月 18 日初诊。

有滑胎史，今怀孕50天，腰痛，白带如注。防再度流产而就诊。处方：桑寄生、杜仲各五钱，川续断、金狗脊、炒白术各四钱，黄芩、法半夏、制香附、乌药各三钱，陈皮二钱，椿根皮四钱。12剂而腰痛白带愈。如期分娩。

案三 李某，女，27岁，五金公司批发站干部。

有习惯性流产史。结婚共5年，已流产6次。中西医妇产科各方面都看过，总是怀孕第2个月即行流产。此番月经又逾期未行，妊娠试验阳性。少腹胀有下坠感，腰酸，白带多，有时见红。其夫惶恐甚，特邀先生出诊。诊得尺脉滑动，舌苔薄白，频频泛恶，少腹冤痛，带下绵绵。即嘱其绝对卧床休息，但服半流质食物。处方如下：桑寄生五钱，杜仲五钱，白术五钱，党参五钱，川断四钱，狗脊四钱，枳壳二钱，大腹皮三钱，黄芩三钱，竹茹二钱，阿胶四钱（烊冲），陈艾炭二钱。连服8剂，胎漏止，泛恶平，诸恙皆安。

案四 谷某，女，35岁。1967年3月14日初诊。

有滑胎史，今怀孕3个月，常流鼻血，唇口生疳。与清热保胎。炒白术、桑寄生、川续断各四钱，黄芩、当归、白芍、制香附、乌药、金银花、白薇、甘草各三钱，竹茹二钱。9剂。诸恙皆安，如期分娩。

按：滑胎，又称之为数堕胎，即习惯性流产。《校注妇人良方》云："夫胎乃阳施阴化，荣卫调和，经养完全，十月而产。若血气亏虚，不能养胎，所以数堕也。凡妊妇腰痛多堕胎。"《景岳全书》谓："凡妊娠之数见堕胎者，必以气脉亏损而然。……盖气虚则提摄不固，血虚则灌溉不周，所以多致小产。"可见虽其因不一，总以气血虚损为多。而胎元所系，赖肾之精元所荫系摄养，而肾之精元，又赖脾气化生水谷精微而充。故滑胎之治，总宜调补脾肾，补肾亦所以固冲任。案一（及附案之滑胎 7 次者），以同一方而获效，且首次服药乃为堕胎后 40 余天恶露不净，究其因，系病机同为肾气虚损。方中桑寄生、杜仲、川续断、狗脊、鹿衔草即因此而为填精益肾所设。苍术、厚朴，调理脾元，知母、黄芩，滋阴降（相）火。盖相火过旺。则易煎熬耗损肾精，而以甘草调和诸药。肾虚得补，脾元得调，相火得降，而恶露可净，胎元可保，自为情理中事。案二，因其白带如注，为脾虚而湿较盛，故在补肾的基础上，加重燥湿理脾。脾气充、肾元固，而带自止、胎自安。案三，以其少腹胀有下坠感，故在调补肾元之基础上，重党参、白术以补益升提其气。此皆治滑胎之常。案四，乃为其变，其体质当属虚热实火相兼杂，热动胎元故屡堕。黄芩、银花，清热泻火，白芍、白薇、竹茹，养阴清热安胎。药虽不多，而补肾理脾、滋阴清热泻火，病因病位症状，靡不顾及，虽不侈谈理法，而理法在乎一心，所谓知常达变，宜其药到而安。

子嗽案一 靳某，女，27 岁。1967 年 1 月 28 日初诊。

怀孕 3 月，剧咳两周，咳时小溲不禁。咯痰不爽，腹痛。经西药治疗不应，咳呛反转甚，惧咳剧震动胎元，乃来门诊。自谓从未服中药，但求胎安，恐止咳则不如西药云。处方：蜜炙麻黄一钱半，杏仁、甘草、紫菀、冬花、白术、黄芩、知母各三钱，贝母、百部、桑寄生、川续断各四钱，远志二钱。6 剂而咳大减，咯痰利，腹痛平，小溲不禁失。续服 6 剂，遂安。

案二 李某，女，29 岁。1967 年 4 月 14 日初诊。

怀孕 4 月，剧咳两月不休，经西药止咳无效。头痛，一身疼，时寒时热，腰痛，白带多。先当解肌宣肺，邪达而胎自安。处方：蜜炙麻黄、防风各一钱半、杏仁、沙参、知母、川续断各三钱，贝母、百部、桑寄生各四钱，秦艽、独活、甘草各二钱，车前草八钱。3剂。

复诊：寒热退，一身痛解，咳亦减半，原方去秦艽、防风、独活，加黄芩、白术各三钱，9剂而愈。

按：案一，病家怀孕3月，剧咳两周，西医对症下药，因咳止咳，咳不止而胎总难安。先生仅以桑寄生、续断顾其肾气，而以宣肺止咳为事。肺为水之上源，肺气得宣，则咳减，小溲不禁亦失，最终咳止而胎自安，此也补肾之要也。案二之治，意同案一，唯其寒热身痛，故以秦艽、防风、独活以驱其风，肌解则去之。唯方中麻黄一味，其性滑利，须以蜜炙而缓其性。川续断一药，虽为妇科要药，且即妊娠胎漏亦习用之，有补脾肾强筋骨之能，但终有活血祛瘀之力，因此在妊娠3个月以内者，如非识见有擅，或尚宜慎用为是。

妊娠肠痈案　段某，女，21岁，乌市经二路124号。1966年11月8日初诊。

怀孕6个月。上周四因急性盲肠炎住自治区人民医院，化验血沉及白血球均升高，诊断同上。因怀孕不能手术治疗，转来门诊。诉右少腹痛时时发作，大小便正常，口苦。舌尖红，苔腻，脉滑。与保胎安肠。

忍冬花五钱，忍冬藤五钱，香白薇三钱，丹皮二钱，白芍四钱，甘草三钱，香附三钱，乌药三钱，桑寄生四钱，大腹皮三钱，黄芩三钱，白术四钱。4剂腹痛减缓，调理而愈。

按：前案妊娠6月而得肠痈，不能手术，先生遵"有故无殒，亦无殒也"之经旨，毅然在保胎之同时，用丹皮而破瘀消痈，以忍冬、白薇清热解毒，有胆有识，终保二全。

产后病论治

产后病多与以下三方面有关：一是产后元气受损，百脉空虚，阴血不足；二是产后瘀血易停滞于胞宫，往往有旧血阻于胞宫，新血不得归经；三是产后不注意保养，感受六淫，或饮食不节，房劳所伤或引起感染等。

虚有气血之别，瘀有寒温之分

先生认为现在产房普及之后，卫生条件极大改善，感染者已显著减少，但临床虚者、瘀者仍为多见，治疗上不能一见虚就蛮补，或动辄活血。因为，虚有气血之分，瘀有寒温之别。尤其要注意"气为血帅，气行则血行，气能摄血"的道理。

产后恶露不净，多因冲任受损，气血运行失其常度所致。一般多见气虚不摄、瘀血内阻、血热蕴郁等几种症型，且又每多夹杂相兼为患。分娩时耗伤气血，气血必亏。明·绮石云："有形之精血，不能速生，无形之真气，所当急固。"气能摄血，若恶露而有气虚见症者，补气则恶露自止，此即本案立法之主旨。先生经验：无论月经、崩漏、恶露，夹大血块者为瘀，夹小血块者为气虚。

产后恶露不绝案　朱某，女，25岁。1967年4月16日初诊。

产后44天，少腹痛，恶露未净，有小血块，纳呆乳少。

处方：党参、白术、黄芪各四钱，黄芩、炒藕节、当归、白芍、大腹皮各三钱，川芎、陈皮各二钱，陈艾炭一钱半。6剂而纳开，恶露净。

按：本案用参、术、芪补气及归、芍、芎和血以治其本，炒藕节、陈艾炭、黄芩，寒温并用，止血散瘀以治其标，陈皮、大腹皮下气宽中以制参、芪、术、芍之壅，标本兼顾，症因同求，故而6剂即纳开而恶露净。

流产后恶露不净

案一 马某，女，30岁。1967年7月29日初诊。

怀孕6月，子死腹中，曾服破瘀药不效，乃作人工引产。今已14天，因流血过多，头晕心悸，恶露仍未净，色黑。西医建议再刮宫，不受，乃来门诊求治。与以通为止法，胶红饮主之。阿胶（烊冲）四钱，红花二钱，当归、白芍、元胡、金铃肉各三钱，制香附、乌药各四钱。3剂。复诊云：药后漏红竟止，腹中舒适。再3剂愈。嘱适量服食补益之品，以善其后。

案二 李某，大夫。1967年5月13日初诊。有慢性肝炎史。

本月5日人工流产后，恶露淋漓不净，腰酸，掌心热，腹胀纳呆。予加味芩术汤。白术、桑寄生、川续断、杜仲、狗脊各四钱，黄芩、生地炭、当归各三钱，川芎、陈艾炭各三钱。4剂而愈。

案三 杨某，女，37岁。1967年8月22日初诊。

本月10日行人工流产术后血流不止，服血见愁片血止，停服又来，少腹不适。予加味胶艾汤。党参、白术、蛤壳各四钱，黄芩、阿胶、制香附、乌药各三钱，陈艾炭二钱。3剂流血减少，6剂而愈。

案四 方某，女，28岁。1967年6月27日初诊。

漏下反复不已，几乎经血分不清，延绵不断。病起刮宫之后，迄今已1年多。头晕耳鸣，目花心悸，气短纳少，肢麻，苔白脉濡。归脾汤主之。党参、黄芪，当归各四钱，酸枣仁、龙眼肉各四钱，广木香一钱半，生姜二钱，大枣5个。6剂经血净，精神大振，纳开。调理1月愈。

按：流产后漏红不净，其机理与产后恶露不尽相类。明代薛己认为"小产重于大产，盖大产如瓜熟自脱，小产如生采，断其根蒂，岂不重哉？而人轻忽，死于是者多矣。大抵治法，宜补形气、生新血、去瘀血为主。"此论实颇有见地。既为"生采"，则气血耗伤必大，因而先生以上诸案之治，均以补形气生新血为重，而以止血祛瘀为佐，主次轻重，清晰显见。如若量大不止者，或为胚胎绒毛组织残留，当再行手术。出血量过大者当防气随血脱，又宜中西医结合而予抢救矣。

产后乳汁自流、多汗

案一 颜某，女，29岁。1967年4月21日初诊。

产后41天，乳水自流，多汗，肢体关节疼痛发麻，苔脉证常。处方：党参、黄芪、白术、酸枣仁、桑寄生、川续断四钱，桂枝、白芍各三钱，远志、防风各二钱。9剂而汗收乳汁自流平，关节痛麻亦除。

案二 万某，女，28岁。1967年6月22日初诊。

产后9天，全身关节疼痛，痛甚发昏。恶露尚未净，多虚汗，掌心热，舌质淡，脉细略数。处方：黄芪、党参、桑寄生、川续断、酸枣仁各四钱，当归、秦艽、防风、独活、桂枝、白芍、香白薇各三钱，川芎二钱，牡蛎一两。12剂肢楚平，汗减，恶露净。

按：本组案例之因，在于产后耗伤气血，以致气虚不能固摄，腠理不密。故前案乳水自流而多汗。肢体关节疼痛发麻者，亦表虚营卫不和故也。是以药用参、芪、术、防以益气固表；汗为心液，用枣仁、远志以安神宁心敛汗；桂枝、白芍调和营卫。又产后肾不虚者鲜见，故用桑寄生、川续断以补肾强筋骨，亦以治肢体关节疼痛发麻。气虚得补则固摄有权，营卫调和则血行畅达，故能汗收乳摄，关节痛麻亦除。后案之治，立意与前案同，唯关节痛甚，故投以秦艽、独活；掌心热、多虚汗，乃阴虚之象，故与白薇、牡蛎，用意昭然，不复冗述。

产后虚烦不寐、乳阻

案一 付某，女，32岁。1967年5月15日初诊。

第二胎产后39天。自诉因受气后，烦躁不得寐，心悸，频欲冒，时太息不思食，口中发酸，苔白，脉虚数。处方：小麦一两，大枣五枚，甘草、香附、乌药、苍术、大腹皮各四钱，川厚朴二钱，合欢皮、夜交藤、茯神各三钱，莲子心一钱半。9剂得寐神安。

案二 王某，女，27岁。1967年5月20日初诊。

临产前因爱人出意外奔走劳累，产后又复生气，乳水遽断，肌肉抖索，下肢疼痛，汗自出，足心烧，白带多、全身麻如虫行。症可归脏躁，加味甘麦大枣汤主之。方同上案，6剂竟已。乳水少复，遂以益气下乳之剂以善其后。

按：本组二案，虽一为乳阻，一为虚烦不寐，然均得之于受气（生气）之后，其因一也。治疗同用"甘麦大枣汤"法，所谓"同方治异病"，于此可见一斑。至于前案之用苍术、川朴、香附、乌药、夜交藤、合欢皮者，即先生所倡"宣畅气血"，法"舒肝和络饮"意（舒肝和络饮方见《调气体郁论》）。妇人多郁，尤宜调畅气血，郁解气调血畅则病失矣。此二案不从虚论，也不从瘀论，而从郁论，可见常与变不可偏废，处方立法当从根本，然不能执一而不化，这就是中医辩证法之长也。

诊余漫话

温阳说

温阳四法

先生曾师事之祝味菊，乃山阴名医，善用温阳药，世有"祝附子"之称。先生在祝氏心传的基础上，积累了丰富的经验。

先生认为"阴平阳秘"是衡量正常人（平人）的生理标准。阴代表物质，物质以平为度，并非多多益善。阳代表功能，以秘为要，故忌兴奋妄用。当平人之中阳不衰时，固不妨滋阴润泽，及其既病，或病而既久，则当首重阳用。因阳衰一分，则病进一分，阳复一分，则邪祛一分。为此，先生在治病时，十分重视温阳，在温阳时所赏用的则是附子，认为附子是中医传统之良药，举凡须回阳救逆、温阳固脱，以及益火之源以消阴翳之际，附子均属首选。然而附子有毒，若使用不当，可导致中毒，因此时人有"乌附毒药，非危症不用"之偏见，畏而不敢轻试。而先生则以为只要辨证确切，配伍恰当，煎煮得法，绝无中毒之虞，大可放胆用之。如在配伍上，可与甘草、磁石等解毒或监制药同用。煎煮方法上，先用开水浸，煎时水量充足，慢火先煎2~3小时，然后再加入其他药同煎。对从未服过附子的初诊患者，可先从小剂量开始，逐步加量等。下面所介绍之先生常用的温阳四种方法，均以附子为主，而针对不同的病症，选用不同的配伍，或温中有滋，或佐以清泄，或辅以潜阳。由于切中病机，非但不见其偏，反而起到了不同的药理作用。

1. 温潜法

所谓温潜法，是指温阳药与潜镇药同用的。本法温阳药用量较少，潜镇药用量偏大，有引火归元、导龙入海的作用。根据"甚者从之"的原则，以温阳药如附、桂、姜、椒之属为主，从其性而伏其所主。用潜镇药如三甲（牡蛎、鳖甲、龟板）、磁石之属为辅，潜其阳而制其虚亢。适用于阳浮于上、上盛下虚之类病症。

【例】谢某，男，19岁。

1958年秋，因反复鼻衄，面色萎黄不华，住某医院，诊断为再生障碍性贫血，治疗1月后，红血球由120万上升到370万。出院后仍不时鼻衄。1959年因食物中毒，又引起大出血，经治疗后，红血球由19万上升到270万，但两腿时出紫血斑。

1962年因鼻衄不止住医学院，骨髓化验未作肯定。院外专家会诊，认为是血小板减少性紫斑与再生障碍性贫血。有人认为与发育有关。予以激素治疗，血像随即上升，不久又复下降。住医学院8个月，未见好转。

患者面色㿠白，两颧潮红，鼻衄反复不已，四肢清冷，纳欲不振，舌苔薄白，脉来迟细，精神委顿，大便反而干结，此先天不足，气不摄血，络伤血溢也，拟与附磁三甲汤潜阳固络。

处方：制川附子 4.5 克加至 9 克，灵磁石 30 克，生牡蛎 30 克，龟板 12 克，炙鳖甲 12 克，珍珠母 12 克，鹿角胶 9 克，阿胶 9 克，桑椹子 12 克，枸杞子 12 克，苍术 9 克，陈皮 9 克，补骨脂 12 克。

前后 10 余次门诊，服药 60 余帖，临床症状基本消失，血色素逐渐恢复正常，追访 3 年，未发。

本案证见反复鼻衄，兼见面色萎黄无华、两腿紫斑时发，专家会诊为血小板减少性紫癜与再生障碍性贫血。两颧潮红、反复鼻衄是标，为虚阳上泛、火不归元。四肢清冷、神情委顿、脉来迟细是本，为肾元亏虚。先生采用温潜法，用附子、鹿角胶、阿胶、桑椹子、枸杞子、补骨脂温补肾元、填肾益精，以磁石、三甲、珍珠母潜镇浮越之虚阳而引火归元、导龙入海；以苍术、陈皮斡旋大气，宣畅气血；见鼻衄而用附子、鹿角胶大辛大热之品，似出常理之外，然细析之，虚阳得敛，肾虚得补，又确切中病机。不用止衄药而衄血自止，可谓匠心独运，皆辨证精当而遣药得宜也。

2. 温滋法

所谓温滋法，是指温阳药与滋阴药同用。适用于阳衰而阴亦不足，证见虚烦懊恼、失眠、怔忡、肢节酸楚者。凡阳用不彰而阴质亦亏，可勿论其见症，病机相合，用之咸宜，收效亦佳。

【例】申某，女，57 岁。

近 10 年来时有寐中烦躁懊恼，强迫起坐，才得缓解，西医检查有阵发性房颤，朝减暮甚，四肢乏力，有时关节疼痛，舌暗红，脉沉细。更年之龄，阴阳交替，五脏有不足之处，临床有难名之苦，宜于强心益营，化瘀宁神。

处方：制川附子9克（先煎），桂枝9克，生地15克，白芍9克，柴胡9克，生牡蛎30克（先煎），香附9克，乌药9克，郁金9克，菖蒲9克，甘草4.5克，小麦15克，大枣7个。

此方加减，服用40余剂，烦躁懊侬、关节疼痛渐平。

该患者年近六旬，原禀赋不足，常年耗用，阴血匮乏。阴虚则虚阳上扰，故常有烦躁懊侬，此阴阳互根，阴虚者阳亦不足，故治疗以滋阴与温阳同用，以生地、白芍配附子、桂枝，加柴胡、郁金、香附等调畅气机，而达到阴平阳秘之功。

3. 温通法

温通法即温阳药与通利药同用，临床常用来治疗痰饮诸症。因为痰饮为阴邪，最易伤人阳气，正因阳气不足，所以召致阴邪凝聚。苟患者阳用彰明，何致产生饮症？《金匮》云："病痰饮者，当以温药和之。"此治饮大法，实际上仍然是扶持阳用的一法。

【例】任某，男，44岁。

1962年某月初诊，胃病20年左右，开始时发现食下作胀，午后更甚。1948年在延安经中医针灸治疗，收效，但稍吃生硬食物时仍发胀。迄今背脊有一块（如手掌大）处冰冷，口干不能饮水，入水即胀。头昏、目花、气短、心悸、耳鸣、脑胀、舌苔白腻而干糙无津，脉来弦缓。西医诊为慢性胃炎，中医视为脾肾虚亏，经治均鲜效。应是阳虚夹饮，气不化津，附苓牡泽汤主之。

处方：制川附子9克（先煎），带皮苓18克，牡蛎30克，泽泻9克，苍术9克，川朴6克，陈皮6克，大腹皮9克，白芥子4.5克，磁石30克，枣仁12克，知母9克。

此方加减断续服用40余帖，背凉渐除，精神焕发，食欲开而胀满大减，观察 2 年，背凉一症从此根除。

本病前医认为是脾肾虚亏，故纯用补法，然而无效。先生根据口干不能饮水，入水即胀，气短而渴，断为阳虚夹饮，气不化津。所以用泽泻、带皮苓、大腹皮，淡渗利水；苍术、川朴、陈皮，燥湿健脾；配以牡蛎、白芥子，消饮散结。遂使阳气得复，脾运得健，留饮自除，多年积症霍然而愈。

4. 温泄法

即温阳药与解毒泄浊药同用。此常用于阳气衰微，秽浊凝聚诸症，一方面是阳气之不足，一方面是阴霾之凝滞，故益火温阳与解毒泄浊同用，扶正而不助邪，祛邪而不伤正，有相辅相成之功。至于在临床中，温阳与泄浊，孰轻孰重？谁先谁后？当根据病人体质，病邪轻重等标本缓急的原则，辨证用药。

【例】梁某，男，81 岁。

1985 年 5 月 18 日初诊。患者面浮脚肿近 2 年，日渐加重。西医诊断为慢性肾炎，肾功能低落，尿毒症。面色黛黑，眼目浮肿，脚肿按之如泥。血压不高，疲困乏力，舌质灰暗，边有瘀滞，中有裂纹，脉来细而结。此属心阳不振，秽浊凝聚，拟与强心健脾，温肾泄浊为治。

制川附子 9~12 克，桂枝 9 克，茯苓 9 克，柴胡 9 克，左牡蛎 30 克，泽兰 9 克，泽泻 9 克，黄芪 12 克，防己 6 克，白术 9 克，巴戟天 9 克，仙灵脾 9 克，制远志 4.5 克，太子参 15 克，麦冬 10 克。

以上方为基础，前后服药 3 月余，浮肿渐退，食欲和睡眠均为正常。然而有时仍有头痛倦怠，肢体发痒。舌质光剥灰暗，如剥皮猪腰，湿润涎流；脉细，有时有歇止。前者为肾气竭，后者为心力衰，心肾俱惫，小愈不足持，再以温阳泄浊并进。

处方：制附子 9~12 克（先煎），生地 12 克，柴胡 9 克，左牡蛎 30 克（先煎），泽兰 9 克，泽泻 9 克，土茯苓 30 克，忍冬藤 24 克，连翘 9 克，白薇 9 克，防风 6 克，甘草 4.5 克，夜交藤 15 克，合欢皮 24 克，苍术 9 克，川朴 6 克，僵蚕 9 克。

有浮肿气促时，加别直参 6 克（轻者可用太子参、沙参等代）、炙麻黄 4.5 克、赤小豆 15 克。小溲反多时，加仙茅、狗脊等补固肾气。

该病人已至耄耋之年，患慢性肾炎之后，引起肾功低落，浊阴弥漫，水气凌心而引起心力衰竭，脉细结，此肾病为本，心病为标。肾真易亏难复，所以急当强心健脾，以保中流砥柱。所以第一方以附子、桂枝配太子参、麦冬，温阳强心；黄芪、白术、茯苓，健脾补中而利水。防己、泽兰、泽泻，行水祛瘀而泄浊。柴胡、牡蛎，一升一降，推陈致新，升清排浊。巴戟天、仙灵脾，温补肾阳。如此元阳得振，脾土得复，气化得行，水肿自退，故利水而不伤正。此后纳欲渐开，中土渐复，浮肿渐退。但秽毒凝聚，隐患未清，所以时有倦怠、肤痒等症。故第二方加土茯苓、忍冬藤、连翘、白薇，清泄血中之毒；夜交藤、合欢皮，既可活血消肿，又可止痒通络；防风、僵蚕，祛风泄热而止肤痒。从各个方面加强排毒泄浊，以巩固疗效。

附子的临床应用

附子为温阳之主药，中医临床应用已有几千年历史。早在一千多年前的《淮南子》上就已有"天雄、乌喙，药之大毒也，良医以活人"的记述。历代医家在临床实践中加深了对其作用的认识，进一步扩大了应用的范围。本文谨就有关附子性用以及临床应用方面的历代部分文献，结合近代学者的经验，稍作整理，以供同道备考。

关于附子的临床适应证

古代医家，善用附子当推汉之张仲景，在其所著《伤寒论》中，用附子者有 20 方，37 条；《金匮要略》有 11 方，16 条（内有乌头、附子并用者未计在内）。其中对附子品种的选择，以炮附子为最多，用生附子者次之，用乌头者有 5 方、6 条，用天雄者只有 1 方。著名方剂如附子汤、附子桂枝汤、附子泻心汤、附子理中汤、真武汤、术附汤等，用之得当，颇有立竿见影之效。张介宾推誉附子为药中之"四维"，指出附子、大黄为药中之良将，人参、熟地为药中之良相（《景岳全书》）。好用温热药之窦士材曾说，保命之法，艾灸第一，丹药第二，附子第三，推崇附子为续命起死之要药（《扁鹊新书》）。即以善用轻药著称的叶天士而言，在其《临证指南医案》中，也有以附子为主方的医案（金寿山《叶案初探》）。

至于近代名家，常用附子者，更是屈指难数。张锡纯曾言，审证既确，用药以胜病为主，用石膏、附子，不必拘泥常规，有病则病当之也（《医学衷中参西录》）。陈耀堂曾说："余临症 40 年，遇大症、危症，用附子每收到意外的疗效"。

由于各家的深入实践，发皇古义，融会新知，使应用附子的适应症不断有所扩大。谭次仲云："附子强心，能治轻度心力衰竭，若重症非合干姜不为功；附子又有镇痛作用，适用于恶寒疼痛与痉挛"（《中医与科学》）。陆渊雷云："附子为兴奋强壮药"（《伤寒论今释》）。张赞臣云："附子为兴奋药，有强壮作用，治心腹冷痛，胃痉挛、肠疝痛、风寒湿痹、虚寒泄泻、老人冷嗽及其他慢性机能衰弱病"（《本草概要》）。上海中医研究班施赛珠总结姜春华用附子的功用有六：一是回阳救逆，为强心回苏要药，可治心力衰竭；二是助阳祛湿，为风寒镇痛药，治痛风、寒湿痿躄拘挛；三是通阳止痛，治胸痹、心痛、疝痛、腹痛、神经痛；四是辅阳住泻，治中焦虚寒泄泻，完谷不化；五是温阳逐水，有利尿发汗作用，治阳虚水肿，痰饮喘嗽；六是强阳摄阴，用于肾阳衰微，机体功能衰退。指出凡属面色苍白，倦怠无力，身寒足冷，精神萎靡，唇色淡白，大便溏泄，小便清长，呼吸怯弱，嗜睡自汗，脉来虚沉迟或虚大，而舌质淡胖、舌苔白润等阳虚之症，皆用之。樊天徒云："附子的强心作用胜过洋地黄、樟脑，因为西药强心，药效不易持久，连续使用，反致疲劳，且有蓄积作用，不可长用。附子则否。"故樊氏除用附子抢救慢性阴寒重症外，急性热病如伤寒、麻疹肺炎、恶性疟疾等，亦常用之，谓能转逆为顺，缩短疗程。陆震在上海华东医院用附子、龙胆草为主治疗慢性肝炎，疗效满意。首都医院张之南指出，附子治疗某些慢性肾上腺皮质功能不全患者，可使体力增强，畏寒减轻，部分病人可以不用激素；治疗阿狄森氏病或席汉氏病，可使病人胡须加重，毛发重生，认为附子对垂体肾上腺皮质机能有兴奋作用。

附子在临床上的配伍

中医的复方组成是发挥中药疗效的一种组织形式。它的优越性在于通过药物的有机配合，达到提高药物的疗效，并削弱其不良副作用的目的。它包含了中药配伍上所说的相须、相畏、相反等作用，亦即现代药物学上所说的协同作用与拮抗作用。例如四逆汤（姜、附、草三味同用）之回阳救逆作用胜于单味附子，表明干姜、甘草能加强附子的治疗作用，并使附子的不良副作用有所减弱或消除，起到了解毒的效用。

徐洄溪说：方之既成，能使药各全其性，亦能使药各失

其性，此成方之妙也（《兰台规范》）。历代擅用附子的名家
对附子的运用配伍积累了丰富的经验。例如：人参加附子
（参附汤），提高了救逆效用，可治休克虚脱；干姜加附子
（姜附汤），增强回阳之功，用治心力衰竭；黄芪加附子（芪
附汤）促进固表之功，治气虚自汗；白术加附子（术附汤），
增强温中之功，治脾虚泄泻；地黄加附子（地附汤），增强
补血之功，治血虚低热；当归加附子（温经汤），增强温经
作用，治妇人月经愆期，血海虚寒；桂枝加附子，增强通阳
作用，治风湿相搏，肢体酸楚；石膏加附子（千金越婢汤），
起到了清热强心作用，用治肺炎合并心力衰竭有良好效果。
亦有取附子之温以抵消主治药之消伐作用者，如：麻黄加附
子（麻黄附子细辛汤），虑麻黄发汗惧其亡阳，加附子则汗
出而阳不脱，治伤寒失表，心力不振；大黄加附子（大黄附
子汤），使下不伤中，可治伤寒心下痞实；黄连加附子（附
子泻心汤）取其黄连泻心，附子护阳，虚人汗出心下痞宜
之；龙胆泻肝嫌其寒，加附子成温养强肝之方（柴牡附龙
煎），治慢性肝炎有效。此外蝎附同用，治小儿慢惊，虚风
搐弱；栀附同用，治寒热疝病，小肠疝气；椒附同用，治中
寒泛酸，气逆吐清水；苓附同用，治阴水浮肿，少腹胀满；
败附同用（苡仁附子败酱汤），治慢性肠痈；羚附同用，治
偏头痛久治不效等，在治疗杂病上亦均起到相得益彰之功。

　　近人在附子的临床配伍上亦多有所阐发。如樊天徒说：
"阳衰而阴亦竭者，附子回阳须伍以人参、洋参、地黄，气
阴双补，乃克有济。"又说："心功能衰弱，有因于冠状动
脉之血行障碍，心肌营养不良，是时专伍附子，殊不可持，
因附子只有兴奋之功，而无营养之功也，是当重用参、芪、
归、地、肉桂、远志，方易取效果。"又说："以附子为君，

佐以不同药物，则其药效亦有所不同。如附子与麻黄同用，为强心发汗剂，适用于心力衰竭而兼表证恶寒无汗者；附子与杏仁同用，为强心定喘剂，适用于左心衰竭，肺有郁血者；附子与桂枝同用，为强心解肌剂，适用于心衰而营卫不和者；附子与肉桂、当归、白芍同用，适用于心衰血循不良，下肢静脉瘀血者；附子与茯苓、白术同用，为强心利尿剂，适用于心脏病水肿症；附子与干姜同用，为强心温中剂，适用于心衰上吐下泻症；附子与人参同用，有强心营养作用，能治亡津之心衰症；附子与黄芪、萸肉同用，有强心止汗作用，能治心脑虚脱症。"祝味菊先生认为，附子通十二经，可升可降，为百药之长，能随所伍而异其用。例如：附子加磁石，兴奋加镇静，具强壮之功，能抑制虚性兴奋，治神经衰弱之失眠有良效；附子加枣仁，辛通加酸收，有缓和作用，能调节心血管系统植物神经之紊乱，治心动过速、脉来早搏有效；附子加知母，辛热加甘寒，有温润作用，可治热性病心阳不振而兼口渴欲饮者。总之，配伍适宜，效果显著，神而明之，存于其人。

有人说，附子对体质虚寒者，无论其为表证、里证、气分、血分，在针对性的主治药治疗中，加入附子，好像各种菜肴中加入了"味精"，都能得到"提鲜"的作用。这虽然是"不经之谈"，但可以理解，附子的使用面是比较广泛的，它的相辅相制、相须相畏作用，也是比较突出的。西药磺胺增效剂（TMP）和各种磺胺类药联合应用时，可使抗菌作用成倍增强。附子是强壮剂，和其他滋养药、治病药联合应用，是否也有"增效剂"作用呢？这是个值得研究的新课题。

附子的药用剂量和毒性反应

关于附子的有效量和极量问题，国内尚无统一规定，有

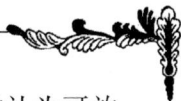

的本草学上以 1.5 克为起点，9 克为最高量；有的认为可放宽使用到 30 克以上。

古今以善用附子著名者很多，其用量多少亦不同。张仲景用生附子一枚，炮附子一枚到三枚，约合今 15 克至 30 克、60 克不等。今人多有放胆使用附子者，如四川迁沪之已故老中医吴佩衡、刘民叔用附子量亦大，一般均在 30 克以上。但亦有畏附子如蛇蝎，唯恐出差者，即使认证明确，亦不敢贸然应用，或杯水车薪，用量过小，无济于事。因而如何正确掌握使用量，是一个重要问题。一般主张对症下药，适量而止。姜春华曾指出，凡属阳虚之证，药证相符，不管生附子、炮附子，经过煎煮以后，皆已除去毒性，提出应当改变"乌附毒药、非危症不用"的看法。近人樊天徒指出，慢性病之用附子，固不必大量，须连续用之，始克奏效。其用附子经验，强心用 9~12 克，急性心衰用生附子 9 克，风湿顽痛用乌头 12 克。

附子之应用于临床，极大多数是煎剂。通过久煮多煎方法，可以使附子中所含的生物碱——乌头碱受到破坏，对减毒方面起到积极的作用。避免乌头、附子中毒的关键在于证药相符，如能掌握了药物相辅相成、相反相抑的配伍组织方法，特别是控制煎煮时间，则自能进退从心，获奏疗效。故先生用附子，首先注意附子炮制的规格（各种炮附子以切开打碎为佳）；其次注意制附子的解毒药（如干姜、甘草、磁石等）；最后注意煎煮的条件，即用开水先浸后煎，要求宽水（加大煎水量）慢火熬透（不可急火加热），煎煮时间在 2~3 小时以上，看剂量的大小而伸缩，然后再加入其他药同煎。总之，关键在于宽水慢煎，这样有利于附子生物碱的破坏而起到安全作用。此外，对从未服过附子的初诊患者，宜

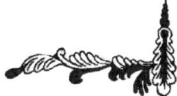

从小量（加解毒药）开始，逐步加量，至显效为度。有人主张附子煎剂宜待其稍凉后服，乘热服之，常易引起烦躁呕吐；有人主张分二次服，以观动静，则均为审慎措施，可供参考。

附子中毒有急性中毒与慢性中毒的区别。急性中毒症状为头晕、舌头发麻、四肢发麻、吐泻、大汗淋漓、肢冷、脉缓而无力。中等剂量中毒时，可见恶心、呕吐、泄泻、呼吸困难，语言障碍，肌肉软弱，共济失调，皮肤发冷，血压下降，面色苍白。大剂量中毒时，可出现四肢抽搐，心室纤维颤动，心跳及呼吸麻痹，最后出现心原性脑缺血综合征而死亡。如果久服附子，药不对症，可出现慢性附子中毒症状，如下肢麻痹，小便不利，甚至小便发痛，视力模糊等。其解毒方法除西医的对症治疗外，中药方面可用广角、黄连、绿豆、黑豆、甘草等煎汤频服；亦有用肉桂泡汤催吐，或用生姜、甘草各 5 克，或绿豆 30 克、甘草 12 克煎服。

用药说

柴胡的临床应用

柴胡，《神农本草经》即将之列为上品，言其苦平无毒、微寒，主治心腹肠胃中结气，饮食积聚，有推陈致新、明目益精作用。陶弘景《本草别录》谓其能"除伤寒心下烦热，清痰热结实，胸中邪气，大肠积水作胀，湿痹拘挛"。而隋·甄权《药性本草》则说"柴胡治劳热，下气消食，宣畅气血，治劳热，骨节烦痛，劳乏羸瘦"。王一仁《本草从新》

注云：①柴胡能治消化道障碍，祛气体液体之潴留。②有退热作用。③促进淋巴之通畅，故能消瘰疬。④有消炎作用，故治目赤肿痛。⑤药性平和，故可久服。清·杨时泰《本草述钩玄》则曰："柴胡升清阳，达胃气，推陈致新，宣畅气血，为肝之引经药。"又曰："六气之郁，升降不前谁为之？惟柴胡能转其枢纽。"近贤张山雷总结柴胡之功能认为："约而言之，柴胡主治有二层，一为邪实，治邪在半表半里；一为正虚，清气下陷者举而升之。此外有肝络不舒之证，上为胁肋疼痛，下为脐腹䐜胀，实皆阳气不宣、木失条达所致，皆可投以柴胡。"日人近藤氏则明确指出"柴胡有祛瘀、解热、泄下三种作用，人但知柴胡为气分药，然用于祛瘀者甚少"。章次公在《药物学》中亦宗此说。历代本草诸多论述，难以一一列举。

现代对柴胡的实验及药理研究，据《国外医药·中医中药》《中草药汇编》《浙江中草药学》等分析报道，则有以下一些功能：

（1）有解热作用。

（2）有抗结核、抑制流感病毒作用。

（3）有利胆、抗胆脂作用。

（4）有阻止疟原虫发育使之消灭的作用。

（5）柴胡皂甙能抑制炎症，有强力抗肉芽及抗溃疡作用，经口服有镇静、镇痛、降温作用。柴胡皂甙 a、d 在煎煮过程中向 b_1、b_2 转化，成为抑制 Ⅲ 型变态反应亦即溶血性链球菌反应的有效成分。

（6）善散郁血，能疏通淋巴。

（7）有镇咳、降压作用。

（8）有抑制血管通透性作用。

（9）对实验性大白鼠所致之肝损伤，有抗损伤作用。

（10）能加强非特异性免疫功能，增强对感染的抵抗力。

先生经过对历代诸家本草、传统临床经验及现代实验的广博研讨，归纳分析柴胡有以下八个方面的效用：

（1）宣畅气血，推陈致新。

（2）外散邪热，内和肠胃。

（3）舒肝利胆，解郁调经。

（4）治疟疾亦可移治痢疾。

（5）能消炎抗菌，又善解毒。

（6）润心肺，消痰嗽，宽胸膈，利肠胃。

（7）通淋巴，消水肿，抗结核，消瘰疬。

（8）加强非特异性免疫功能，增强抗感染能力。

由于对柴胡的功效作了详尽的研究，兼之柴胡本身药效范围之广，先生凭借其丰富的临床用药经验，组成许多药对，使之相辅相成，用诸临床，颇多效验。其常用的药对有：

（1）柴胡配黄芩：柴胡舒肝解郁、透表泄热、散结调经、宣畅气血；黄芩寒能清热、苦能燥湿，长于治疗因湿热壅结所引起之下利，又善清上焦肺火，治肺热咳嗽，亦治血热血溢，有清热利尿镇静降压之能。两药合用，可升清阳而降浊火，和解退热，泻火凉血，调肝胆之气，清内蕴之湿热。

（2）柴胡配白芍：柴胡疏肝利胆、解郁调经，白芍止痛和营，味酸性敛，能制柴胡之辛散。两药合用，既能疏肝清胆，又能和解表里，解郁止痛。

（3）柴胡配升麻：柴胡、升麻，俱能升下陷之清阳。但施今墨云柴胡行气于右，升麻行气于左，两药合用，一左一右，相辅相成，使升提之力倍增。

（4）柴胡配附子：柴胡解热，附子强心，用治心力不足而热不解者。

（5）柴胡配白薇：柴胡达阳气、白薇敛阴气，治寒热如潮，非外感时邪之原因不明低热有良效。

（6）柴胡配枳实：柴胡升气、枳实降气，一升一降，使脏腑之气得以调畅。合芍药、甘草即为四逆散，治腑气不通之四肢厥冷，胸胁疼痛。

（7）柴胡配前胡：柴胡散邪解热，前胡降气化痰，治时感咳嗽痰多。

（8）柴胡配龙胆草：柴胡疏肝，龙胆草泻肝。凡头面升火，口苦胁痛，大便闭，小溲赤者用之，加强了泻肝作用。

（9）柴胡配夏枯草：柴胡抗结核、消瘰疬，疏肝解郁，夏枯草清肝散结，治瘰疬瘿瘤。两药合用，相得益彰，治疗甲状腺机能亢进，甲状腺肿，目赤羞明，头晕头痛有良效，或加山羊角、羚羊角其效更佳。

（10）柴胡配竹茹：柴胡疏肝散热，竹茹清热化痰泻火，除烦止吐。两药合用，治肝胆水逆呕恶躁烦。

牡蛎的临床应用

牡蛎，历代又有牡蛤、蛎蛤、古贲、蠔等称谓。《神农本草经》载其主治"伤寒寒热、温热洒洒、惊恚怒气、除拘挛鼠瘘、女子带下赤白；久服强筋骨……延年。"先生查阅、摘录历代诸家本草所载的功效计有：除热在骨节营卫，虚热去来不定，烦满心痛气结，止汗止渴，除老血，疗泄精，涩大小肠，止大小便，治喉痹、咳嗽、心肋下痞热（《本草别录》）。"去胁下坚满，清热除湿，止心脾气痛，痢下赤白，癥瘕积块，瘿疾结核（《本草纲目》）。从现代的药理分析得知，本品含有大量碳酸钙，故可制胃酸过多并治小儿缺钙所致之佝偻病。另有实验证实本品的酸性提取物在活体中，对脊髓灰质病毒有抑制作用，使感染鼠的死亡率降低；水提取物能使脾脏的抗体产生细胞数目明显增多，亦即有增强免疫功能之作用。

先生根据前人的经验及现代药理实验的结果，结合其本人临床实践，总结出若干药对。其中常用的如：

（1）牡蛎配麻黄根、黄芪：牡蛎咸寒，功能止汗、补肾、安神，治男子虚劳；麻黄根甘平，功能止汗固虚；黄芪甘温，功能益气固表。三药相伍，治诸虚不足及新病暴虚，津液不固，体常自汗，夜卧盗汗之症，亦即《局方》牡蛎散之意。唯牡蛎之用量，不用则已，用必30克，甚至更多。

（2）牡蛎配石膏：牡蛎咸寒，功能补肾、清热、除惊恚怒气；石膏甘寒，功能清热泻火除烦。两药合用，治产后多衄。盖产后肾元本亏，倘怀烦懑惊恚怒气，则情志过极，火动于内，迫血妄行，故易致衄。此两者相伍，使热清、火泄、神安，则若釜底抽薪，衄自不作。

（3）牡蛎配醋艾：牡蛎咸寒，功能清热散结，止带下赤白；艾叶辛温，功能温经理气止血，得醋炙则增酸收之力。两药合用，一寒一热，能散能收，可治妇人月水不止。无论禀赋寒热虚实均宜。

（4）牡蛎配玄参：牡蛎咸寒，咸能软坚，可消癥瘕积块、瘿瘤瘰疬；玄参苦咸凉，功能滋阴降火解毒，治痈肿瘰疬。两药合用，益增消散之力，可治男女瘰疬瘿瘤。或加海藻、夏枯草同用，其效更佳。

（5）牡蛎配贝母：牡蛎功能清热化痰软坚；浙贝苦寒，功能消痰散结，清热泄降，可消痰结、瘰疬及疮疡肿毒。两药合用，可治痰核、咽肿、喉痹。

（6）牡蛎配苍术：牡蛎久服补肾强筋骨，药理研究证实其成分含大量碳酸钙，故可治缺钙，中医认为肾主骨，补肾而强筋骨与此药理吻合；苍术具斡旋大气之功，有很高的营养价值，且能增强人体免疫机能，故现代有作为营养品而服食者。两药合用，可治小儿缺钙、佝偻病。

（7）牡蛎配鳖甲：牡蛎功能去胁下坚满，消癥瘕肿块；鳖甲咸平，功能养阴清虚热、软坚散结。两药合用，相辅相成，可消胁积，肝脾肿大、肝硬化等恒用之。

（8）牡蛎配花粉：牡蛎功能清热止渴；天花粉甘微苦酸、微寒，功能生津止渴降火润燥。两药合用，可治消渴之以上消为主，亦即多饮多尿者。

柴胡牡蛎配伍之功用

柴胡和牡蛎均为先生所常用之药物。在先生常用的药对当中，最常用而最具新意的便是柴胡与牡蛎同用。先生认为两药配伍，总的来说，既具双向性之调节作用，又具同向性的协和作用，具体表现在以下七个方面：

（1）人咸知柴胡辛散，有煽动肝阳上升之弊。加入牡蛎咸寒沉降之品，善于潜阳平肝，则一升一降，一散一收，自有调节之妙。以此调节功能性高血压有良效。

（2）柴胡散邪，散而不收，牡蛎敛而不散，两药合用，可互相牵制。以此解诸高热，便无汗出阳越之虞。《神农本草经》谓柴胡善治往来寒热。《本草别录》谓牡蛎能除骨节营卫之留热，故两药相伍，外感内伤之热皆可用之。

（3）柴胡擅治胁下满，王好古《汤液本草》谓以牡蛎佐之有软坚泄结之功，善治结核瘰疬。今人体外实验，两药同用有疏通淋巴、推陈致新之功。故凡是淋巴系统病变，无论病在内外上下，均可引以为主药，贵在可以久服，无不良副作用。

（4）柴胡有消炎抗病毒作用，恰恰牡蛎的体外实验，亦有抗某种病毒的作用，如小儿脊髓灰质炎病毒等。两者配伍，可谓两美并臻。柴胡有加强非特异性免疫功能，牡蛎亦有促使免疫功能增强的作用，这种同向性的协同作用，增强了机体抗感染能力，又调节了免疫功能。比之单纯用激素而不能排除副作用，有其安全稳妥的长处。所以先生于一切免疫性失调所致的疾病，无论其为肝炎、肾炎、风湿热、红斑狼疮、过敏性哮喘皆用之。有时加用"土忍翘薇"药组（后文另有介绍）以佐之，更为应手。

（5）柴胡有抑制疟原虫的发育并消灭之作用，恰恰牡蛎之传统经验亦善治温疟洒洒、寒热往来，故两药合用，其效不在常山、草果之下，而稳妥则过之。

（6）柴胡善能调经解郁，牡蛎善治惊恚怒气、妇人带下，除老血癥瘕。两药同用，对女子经带不调、情志忧郁所引起之神经衰弱诸症，有宣畅气血、推陈致新之功。能宣阳气之下达、阴气之不舒，故适用范围极广。举凡一切脾胃气痛、胃溃疡（胃酸过多）胃下垂、食不甘、寐不安、周身失调之症，服之均宜。所以然者，气血调和则百病自安也。

（7）柴胡为肝胆病必用，可治黄疸肝炎、脾大胁痛等。牡蛎化痰软坚、理脾消积。两药合用，有舒肝利胆化痰去癖、理脾消肿行水泄浊之功，故肝胆脾胃之病证皆适用之。徐洄溪说："柴胡《本经》谓其功专肠胃"，牡蛎则为制酸和中良药，故胃溃疡、胃脘痛皆尝用之。

柴胡牡蛎药组的应用

综上所述，柴胡牡蛎两药相伍，既宣阳气之不达，又展阴气之不舒，能潜浮阳、敛真阴，舒肝郁、软坚癖，自成协同、双向调节之妙。先生益以此药对与某些药物相伍，组成药组，互补增效，更好地发挥了其功效特长。其作用又可归纳为如下几个方面。

清热祛邪

柴胡、牡蛎相伍，虽如上所述可用于内伤外感之热。奈人之发热，天时、地理、禀赋、受邪性质均有不同，则发热之兼夹症状自亦有别。通过药组的作用，就有了分别不同的适应症。

配伍举例

（1）柴牡配防风：防风通治四季风邪，与柴胡合用内和肠胃，配牡蛎消胸膈之满，对流行性感冒，发热肢体酸楚，胸痞脘胀纳减者，以此退热和中，最为适宜。

（2）柴牡配桂枝：桂枝辛温开腠，外能卫阳，内调肠胃，与柴牡相配能理表虚邪实之证。尤其是素体有寒，骨节烦痛、四肢风痛之外感发热及咳喘痰饮宿恙，而又新感寒邪者，更为相宜。

（3）柴牡配葛根：葛根甘平，为阳阴经药，解肌透疹，内清腑热，生津止渴，其升举清阳之功与柴胡不谋而合；疗血痢、温疟又与牡蛎正配。对素体脾虚、大便易溏、复感风热，发热口渴，泄泻腹痛者有良效。

（4）柴牡配白薇：白薇性苦微寒，善清血热，可治阴虚发热之症。佐柴牡清痰热、止咳嗽、调经治带、利水通淋，既适用于素体阴虚者外盛内伤之发热，对妇女更年期综合征寒热来去不定、郁冒莫明其状者亦允治之。

（5）柴牡配黄芩：黄芩上清肺热，下泄大肠，与柴牡配伍疗湿热黄疸、肠澼下利、发背乳痈。黄芩尚有降压镇静、解痉安胎作用，得柴胡之升清举陷，煅牡蛎之补肾安神、平惊痫。临床应用于子痫及孕期感染性发热者。

（6）柴牡配豆豉：豆豉辛苦而寒，宣散胸膈之邪，发汗而不伤阳，柴胡擅透少阳气分郁热，牡蛎能除胁下痞热。得此三者犹如栀子豉汤之表里双解，而更清轻平稳，可免栀子苦寒易致便溏伤中之弊。

（7）柴牡配知母：知母苦寒清热与柴牡疏导寒热邪气合用，对肺热咳喘、发热咽痛、痰黄而稠、兼见大便秘结等实热之证，以及阴虚劳热消渴，皆有清热泄结之功。

（8）柴牡配石膏：石膏甘辛大寒，清解实热，与柴胡合力，除渴饮，平谵妄，与牡蛎同功，提高机体抗病能力。

（9）柴牡配人参：仲景小柴胡汤用人参，其旨在扶正祛邪而非补益，柴牡《本经》言"延年"、"除邪气"能治虚劳邪热，即现称之"免疫失调性疾病"之长期发热，即属此范畴。

（10）柴牡配附子：附子强心，峻补元阳，温通十二经；柴胡善除胸胁苦满；牡蛎敛阴潜阳固脱，三者同用可救阴阳乖戾之重证。如患者素来心肺功能不全，复感邪发热不解，而见气促面浮、咳逆倚息、腹满足肿、小便不利、脉来短绌等症，用以回阳救逆，补而助散，常可稳中取胜。

（11）柴牡配龙胆草：龙胆草泻肝胆实火，除下焦湿热。与柴牡合用，得柴胡清扬之力，合牡蛎潜行之能，凡肝经热盛，目赤头痛，疮疡痈肿，阴囊肿痛，阴部湿痒，热痢，黄疸等，用之咸宜。使湿热外透内泄，上下分消也。

宣畅气血

柴胡、牡蛎相伍，功能宣气血前已述及。所谓宣畅气血，实偏重于调畅气机的升降出入，以气机的流畅来推动血行的畅利，亦即指调整功能紊乱性的疾患。然功能之紊乱，如忧郁惊恚、肝阳上亢、奔豚冲逆、痞气膜胀、肠胃积滞等，病因、病位均有不同。通过药组的协作，就可更切合各种不同的病因病机。

配伍举例

（1）柴牡配乌药：乌药辛开温通，配柴牡动静结合，于气中和血，上理脾胃元气，下通少阴肾经，适用于一切气滞气逆之症，对奔豚气，术后肠粘连腹痛、痛经等均有较好疗效，亦治小便频数、昼甚于夜者。

（2）柴牡配香附：香附辛苦甘平，利三焦，解六郁，得柴牡之镇痛镇静，可通治胸胁脘腹胀痛、经行腹痛等症。用于心血管系统病症所致之胸闷胸痛，有解痉、镇痛、强心、减慢心率的作用。

（3）柴牡配郁金：郁金辛苦为血中之气药，行血利气止痛，驱血气作痛，平心脏亢阳。柴牡和肝阴、补肝体。凡心脏郁火所致之胸胁刺痛、吐衄尿血、黄疸、月经不调及冠心病和肝病所致之胸腹痞痛，均有较好疗效。

（4）柴牡配菖蒲：石菖蒲芳香清洌，辟秽浊，发清阳，宣窍开闭；柴胡、牡蛎对中枢神经有安抚调节作用。三者同用对气血痰瘀郁滞所致之神志昏乱、健忘，癫痫，冠心、肺心之胸痹等有显著临床效果。

（5）柴牡配苍术：苍术甘辛温燥、芳香气雄，外解风寒之邪，内化湿浊之郁，与柴牡合伍，宣泄胃肠积滞、化湿解表，善理气、湿、食郁所致之纳呆、呕恶、腹胀泄泻，无论有无表证均宜之。

（6）柴牡配厚朴：厚朴与柴胡均为广谱抗菌药，对阿米巴痢疾原虫有抑制作用，并能增加肠蠕动，配牡蛎之下气平逆，使气行湿祛痰消瘀化。临床治疗消化道功能紊乱或感染所致之腹部满痛，下利赤白等证。

（7）柴牡配瓜蒌：瓜蒌与柴牡润心肺、宽胸膈、涤痰结，三为一体，是疗结胸、痰饮、胸痹心痛之理想组合。

（8）柴牡配合欢皮：合欢皮宁神解郁，和营止痛，与柴牡联用不仅能疗心神不安、焦虑失眠等神经衰弱的功能性疾患，且由于合欢皮兼能消痈肿瘰疬并治咳嗽，合柴胡、牡蛎之散满泄结、消炎抗感染之力，尚可用于器官实质性病变，如肺痈以及瘰疬痰核（淋巴结核）等。

（9）柴牡配酸枣仁：枣仁甘平，功能养心安神敛汗，与柴牡配伍可治疗风湿热心动过速、病毒性心肌炎心律失常之发热、心悸怔忡、关节酸痛，确有退热、镇痛、安神宁心之效。

（10）柴牡配磁石：磁石辛咸入肾，功能潜阳纳气，安神镇惊，《神农本草经》云其"除大热烦满"。《本草别录》谓其"养肾脏，强骨气，益精除烦，通关节，消痈肿鼠瘘、颈核喉痛"。与柴牡合用，于肾虚虚火上炎之头晕目眩、耳鸣耳聋，以及虚烦、虚喘等症最为相宜。

（11）柴牡配生地：柴胡能散十二经血凝气滞，牡蛎能治关节营卫间留热，与滋阴养血、善治阴虚发热之生地配伍，治痹症、历节风、血热紫癜、吐血尿血等证，疗效甚佳。

推陈致新

推陈致新，与宣畅气血相比较而言，就较偏重于器质性的病变如凝瘀癥积、瘰疬痰核、水肿膨胀等。而先生的这一类的药组，亦正是为了适应各类的症情。

配伍举例

（1）柴牡配大黄：大黄入血，柴胡清气，牡蛎能消痈肿，软坚散结，三药合用，扫清邪热有梨庭扫穴之功。临床应用于感染性发热，各种血证，以及对妇女血瘀气滞经闭、子宫肌瘤等，均有较好疗效。

（2）柴牡配赤芍：赤芍苦酸微寒，能凉血行瘀，消肿止痛，可加强柴牡的祛瘀破积作用。临床应用于心绞痛、心肌梗塞以及缺血性中风、闭塞性脉管炎以及菌痢、急性乳腺炎等感染性疾患均有较好疗效。

（3）柴牡配玄参：玄参苦咸微寒，咸能软坚，重于解毒；牡蛎长于化痰；柴胡疏泄厥阴。三者同用清热利水，软坚散结。临床应用于前列腺肥大、泌尿系结石所致之小溲余沥、小腹胀痛及慢性咽喉炎等症。

（4）柴牡配鳖甲：鳖甲咸寒补阴，退热散结，去癥瘕息肉，疗阴蚀；与柴牡同用，可回缩肿大之肝脾，通利胞宫瘀阻、癥积经闭、漏下五色。

（5）柴牡配炮山甲：山甲咸寒，气腥而走窜，引柴牡宣通脏腑，贯彻经络，攻坚排脓，透达关窍，逐瘀开闭。主治风湿痹挛，关节畸形强直肿痛；疗内痈外疡，胁下癥结肿痛；通经下乳，促进腺体分泌，移用于萎缩性胃炎有良效。

（6）柴牡配葶苈子：葶苈子辛苦寒，能祛痰行水、下气定喘、泄闭开塞。与柴牡为伍，降中有升，通调水道，除肺气膹郁之瘀血，对肺心病有心衰表现者用之甚合。

（7）柴牡配白芥子：白芥子辛温，利气豁痰于皮里膜下，为柴牡引经，专治胸腔壁炎症渗出积液。若伴长期低热柴胡宜重用。

（8）柴牡配槟榔：槟榔温苦辛，功能破滞，泄胸中至高之气。柴胡升清气，牡蛎软坚利水，适用于心腹满闷、食后难化、脘痞、腑行不畅诸证。

（9）柴牡配桃仁：桃仁活血化瘀，止咳逆上气，消心下坚，通脉止痛。与柴胡气血互用，牡蛎加强利水清热泄结作用。对过敏性哮喘、老年慢性支气管炎有效，亦用于脑血管病变，血吸虫病肝硬化，瘀阻经闭等证。

（10）柴牡配水红花子：水红花子咸寒无毒，消瘀破结，健脾利湿。主治癥瘕水臌，与柴牡同用能治疗肝硬化腹水，配合化疗治腹腔肿瘤。

其他常用药组

先生积60余年之临床经验，总结了许多行之有效的药对及药组，加减损益皆有法度。除了上述柴牡以外，以下对先生常用的部分药组，略作介绍。

"土忍翘薇"，利湿解毒

土、忍、翘、薇，能拮抗激素副作用。

《本草纲目》载：土茯苓性味甘平淡，功能清热解毒，除湿通络。附方"搜风解毒汤"治梅毒，即以之为君，佐以忍冬、苡仁、防风等辈，专治湿热疮毒，拘挛骨痛，并解汞粉、银朱之毒。解毒药多苦寒败胃，洞泄伤脾，惟土茯苓无此弊端，堪久服之。先生对肿瘤常以此为君，伍同忍冬藤为治，不投苛烈攻伐之品，实求稳中取胜之道也。《本草钩玄》说土茯苓酒有壮阳种子之用，能健脾胃，强筋骨。忍冬藤性味甘寒，解毒清热之功同银花，而通络清泄之力更胜一筹。合可主治风湿关节挛痛，诸疮毒肿疡，并能抗病毒之感染。连翘苦平无毒，古说其功能清热解毒，散诸经血结气聚，除脾胃湿热，通淋利尿，治疮疡肿毒、瘰疬等症。先生常与白薇同用，抗感染而无药毒残留之虞。白薇味苦咸寒，功能清热凉血利尿，既能清实热，又能清虚热，下水而利阴气，久服宜人，不易产生耐药性。

激素类西药在临床有其特殊的治疗效果。但若使用不当，或由于病情需要而使用时间过长、用量过大，则往往产生副作用。某些患者因大量用激素，以致痤疮遍体，毳毛增长，或见毛发脱落，躁热不安，每每发生向心性肥胖。凡此种种毒副作用，先生在对症处方中都加用"土忍翘薇"，搜风通络、解毒利湿之法以缓解之。有继发感染时亦用此提高机体抗感染能力，临床疗效颇为满意。

【例】蒋某，女，17岁。

患全身性红斑狼疮2年，心、肝、脾、肾均有不同程度损害，长期应用大剂量地塞米松治疗，激素撤减困难。面如满月，颧颐痤疮累累，毛发稀疏，身热颧红，肝区胀痛，四肢关节红肿痛楚。舌质红、苔薄白，脉弦。证属肝郁凝瘀成毒，阴虚火旺营热。先生予疏肝和络、清化解毒之剂；重用土茯苓，忍冬藤各30克，连翘、白薇各9克。连服两月后，诸羔渐平。追踪一年，症情稳定。

"土忍乌草"，止痛解毒

土、忍、乌、草，对各种关节筋络疼痛均宜。

土茯苓清热解毒、除湿通络，利关节而治筋骨挛痛，上文已述及。唯此品性味甘淡而平，其力也缓，虽与通络清泄之忍冬藤相伍，其力总尚嫌缓弱，临床遇疼较甚者，仅借此便有病重药轻之嫌。且若遇禀赋或病性寒凉者，便属不宜。因而先生在临床遇有风湿性关节炎、类风湿性关节炎以及风湿热之重症，尝以此两味与制川乌、生甘草合为一药组，投之效皆应手。盖川乌功能祛寒湿、散风邪，其温经止痛之力绝佳。然其性味大辛大热而有毒，医者多畏其燥烈之性而不敢轻试。凡遇痹症，总是风湿与寒（或与热）合而为患。倘是风寒湿合而为痹，不论何气偏胜，川乌用之自无不合。唯若风湿而兼热象，即不虞川乌之毒性亦不容辄投。先生以此四味合为药组，以和诸药、解百毒之"国老"甘草，制约川乌之毒；以甘寒之忍冬藤，为川乌大辛大热之制；《本草正义》谓土茯苓能"深入百络"，借此入络搜剔之能，而引川乌散风温经止痛之力达四肢百骸。合诸药之力无疑是治疗各类痹症关节疼痛之绝妙组合，而无须远寒远热之避。至于土、忍两味与制川乌用量之孰轻孰重，则须为医者视病情之寒热偏胜而斟酌。然制川乌用量加重，则甘草之分量亦相应增加，以相制约。川乌用量较重，则其煎煮法可参照本章第一节《附子的临床应用》篇，斯不复赘。

【例】徐某，女，45岁。

1976年8月11日初诊。诉患"类风湿性关节炎"已逾年。经西药治疗症状可缓解，然停药即复，转求中医。症见指关节略变形，膝、踝关节游走性疼痛，面目虚浮，纳可，寐差，脉细缓。先生以止痛解毒、祛风胜湿合养心安神为方：土茯苓30克，忍冬藤24克，制川乌、生甘草、独活、秦艽、防风、防己各9克，淮小麦24克，大枣3枚。14剂后，关节疼痛大安，面浮减，寐亦转佳。前后服药2月余，诸症霍然。

"寄断狗鹿"，强肾泄浊

慢性肾病常见蛋白尿，常规沿袭用六味地黄汤滋肾阴、金匮肾气丸补肾阳，传统上着眼于滋养肾脏精气。然临床上有相当数量的病人除尿常规检查发现有异常之蛋白质与血细胞、管型外，不一定全是肾阴不足或者肾阳不足。先生认为：肾之为用，既有"葆真"一面，又有"泄浊"一面，一意补肾而忽视泄浊，非为上策。现代医学中的种种自身免疫性疾病，如全身性红斑狼疮、肾病综合征、慢性肾小球肾炎等，均能出现蛋白尿。纯补其体，而忽略其用，每难收到全功。桑寄生、续断、狗脊，味苦气平，俱以补肝肾、强筋骨见长，且能通利续伤，宣泄肾浊，通而不泻，补而不滞。古称桑寄生、续断有益血脉、安胎之功，现谓本品有用于抑制异体器官移植后的排斥反应，并谓有参与体内免疫机制之可能。益以鹿含草补肾摄精止血，四味协同强肾泄浊兼而有之，不温不燥，虽长期服用，亦无碍胃或伤阴之虞，可称补肾助用之隽品。

【例】许某，男，38岁。

1979年冬因腰酸乏力而就医。尿常规检得蛋白质（＋＋＋），颗粒管型2~3/HP，红细胞少量；血尿素氮15.4mmol/L。住某医院治疗数月，症状无好转，蛋白尿（＋~＋＋），24小时尿蛋白定量568毫克。患者拒绝接受激素治疗而自动出院。转请先生诊治时，形体消瘦，面色少华，神疲头晕，腰脊酸楚，腿膝无力，纳谷欠馨，小溲清长多泡沫，腑行欠畅。苔薄舌质淡，脉来濡缓。夫腰为肾之外腑，肾乃封藏之本；筋为肝之余，肝乃罢极之本，肝肾两亏，邪浊羁留，精微流失，无以营筋养络。拟强肾泄浊法。方用桑寄生20克，续断15克，狗脊15克，鹿含草30克，生黄芪30克，煅牡蛎30克，柴胡9克，枳实12克。进药7剂，诸恙渐减。尿常规：蛋白质（＋），余阴性。守方1个月，尿蛋白由少量转阴，腰酸明显好转，纳便自调，精神渐振，已能站立售货工作半天。如法调治，随访迄今，已恢复全日工作多年。

"苍玄芝茧"，降血糖、愈夜盲

苍术苦温燥湿健脾，葛洪名之曰"山精"，久服"令人

长生，辟谷"云云；李时珍称其为"仙术"，尝谓"作煎饵久
服，轻身延年不饥"。先生以苍术之"辟谷""不饥"，治消渴
善唉正为合拍。如虑苍术性燥，易于伤阴，与玄参同用则温
而不燥矣。苍术含有大量维生素甲类物质，治夜盲有特效，
知其燥而不伤阴也。玄参原为咸寒之品，质润多液，滑肠而
通便，滋阴凉血生津，两者相反相成，寒温润燥相济为用。
现代药理证明，苍术、玄参均具有抑制血糖及扩张血管降压
之作用。北京名医施今墨先生亦尝用此药对。《本草纲目》所
录瑞竹堂方"苍术丸"，即用苍术与黑芝麻多脂之质同炒，共
碾为末，酒面糊为丸，功能清上实下，治雀目内障，长服有
效。黑芝麻含有丰富肪脂油、卵磷脂、蛋白质，为柔肝明目
之要药，对糖尿病患者也是一种食疗良品。茧壳一味，民间
多用以治遗尿，有缩小便之效。古方"缫丝汤"治消渴。即
以此君为主。四者合伍治消渴颇验，丸散、煎剂皆相宜。

【例】张某，男，66岁，退休教师。

罹患糖尿病4年有余，业经饮食控制，口服D860降糖
治疗有效。后因药源紧张，无法坚持常规治疗，遂见消谷善
饥，多饮多尿，头晕足软蜂起。检得空腹血糖13.3mmol/L
（248毫克%），尿糖（++~+++），尿醋酮弱阳性。患者形肥
体硕，舌苔薄腻，舌质偏红，脉来弦缓。先生认为消渴之
症，虽有上、中、下三消之异，但总是糖代谢功能之紊乱，
其本则一也。故对此病恒于对症施治中加"苍玄芝茧"以
祛湿泄热，敛阴潜阳，颇收桴鼓之效。本例方用苍术30克，
玄参15克，黑芝麻12克（碾末冲服），茧壳6克，柴胡9
克，生牡蛎30克（先煎），生黄芪30克，黄精12克，天花
粉30克，地骨皮12克。4剂药后，餐后2小时尿糖为（+），
空腹血糖9.9mmol/L（180毫克%），三多症状显著减轻。续

拟原方加党参 15 克，共 10 剂。药竟，尿糖每日空腹及餐后共测 4 次，均为阴性，空腹血糖 7.2mmol/L（130 毫克％），诸恙悉平，纳便自调。单纯中药治疗，随访多年，血、尿糖量均在正常范围。

"附磁枣远"，安抚中枢、潜阳宁神

附子、磁石、枣仁、远志四味同用对安抚中枢、调节神经有良好功效。附子通十二经，有强壮兴奋之功。伍磁石之镇静，能抑制虚性兴奋，合枣仁之滋养、远志之安神益智、定心止惊，对长期失眠、形神俱惫之植物神经紊乱，有安抚调节作用；对心动过速、脉来早搏亦颇有效。《本草经集注》尝谓远志能"杀天雄、附子毒"。先生所拟"潜阳宁神煎"，即以此四味为君。为增强药效，或时加柴胡、龙骨、牡蛎、半夏、北秫米、夜交藤、合欢皮，综合成方，集兴奋、强壮、收敛、缓和、滋养诸药于一炉，每每起到拮抗协调、相辅相成的作用，无论对失眠还是嗜眠，皆有调治之效。

案一 朱某，女，45 岁。

苦失眠 10 余年，常服安眠药而寐终不安。头痛卓卓然，日服镇痛片而痛疼不解。反复感冒，月无数日安适，汗之而表气愈虚，清之则里真益怯。向有胃下垂，纳谷久虚，脘痛时作，攻补俱不得。虚阳上亢，躁难自安；营卫失和，洒淅形寒，口燥咽痛、厌恶凉饮。有表不敢表，惧重虚其表；有热不敢清，恐愈寒其中；温卫解肌，原是正治之法，又恐触犯咽痛，处方下药每有顾此失彼之虞。综观全局，权衡得失，其总是阳浮于上，阴虚于下，营卫不和，气血舛乱之象。治病必求其本，循此施治，持之以恒，日久当有弋获。遂予加减潜阳宁神煎 14 剂，以资观察。

制附子 9 克，灵磁石 30 克（先煎），酸枣仁 12 克，生龙牡各 30 克（先煎），紫石英 15 克（先煎），远志 9 克，夜交藤 15 克，合欢皮 12 克，知母 9 克，甘草 9 克，川芎 6 克，白芍 9 克，杞子 12 克，潼沙苑 12 克，白芷 9 克，明天麻 6 克。

守方至 42 剂，诸恙大减，西药镇痛片由 4~5 片／日递减为 1 片／日，乃至难得头痛时偶服之。躁热自汗如雨现象消失，夜寐自安，已摒弃安眠西药。纳谷尚差，但精神渐振，已能处理繁忙公务而无倦容。续进前方加减，共 70 剂，胃纳日馨，诸症霍然，前后判若两人。

案二 詹某，女，30 岁。

17 岁始即有嗜眠，家居做女红时常昏昏睡去不能自支，然心中明白，能闻别人讲话，但无法自醒。19 岁结婚，翌年娩第一胎男婴后，月经一直未来，但续而孕育。近 3 年来，睡意益浓，记忆力减退，无论行、立、坐、卧均可有发作性睡眠，先感头昏头痛、眼睑沉重，旋即沉沉睡去，不闻鼎沸人声，每日发作 10 余次，每次 20 分钟许，但夜间仍能睡足 8 小时，而梦多纷纭。纳便如常，苔白，脉缓。久用强脑益智开窍之剂罔效。治疗之对策，正治不已则从治。窃思发作性嗜眠，似乎神志不足，但夜寐多梦，仍是神不守舍，治当潜阳宁神。

制附子 9 克，灵磁石 30 克（先煎），酸枣仁 9 克，生龙牡各 30 克（先煎），夜交藤 9 克，合欢皮 10 克，制半夏 9 克，北秫米 15 克，茯神 9 克。

投药 10 剂，夜梦好转，白日睡眠发作减少。如法调治半载，经闭 12 年后第一次复潮，且逐月有讯。发作性嗜眠基本告愈。

养生说

在我国古代医学文献中，经常谈到"养生"之道。在我国最早的医学经典——《黄帝内经》里，叫作道生，亦有人把它叫作"摄生""养性"。大致的内容：一是预防疾病，二是保障健康，三是延年益寿。

生存与死亡，健康与疾病，衰老与寿考，是表现机体的发展过程。

生存与死亡

任何一种生物，它的生存都具有两种基本要求：一是把外界摄入的养料与空气变化为能，以维持生命之延续；一是使用生殖能力，把历代遗传得来的"基因"，一代一代繁衍下去。历史实践告诉我们："适者方能生存"，说明生存是要有条件的。"有生必有死"，说明"永生"是不存在的。

生存是有条件的。《黄帝内经》说："天食人以五气，地食人以五味"，揭示人们离开不了自然界的输入和食物养料的供应，没有它就不能生存。《内经》又说："上古之人，其知道者，法于阴阳，和于术数，食饮有节，起居有常，不妄作劳，故能形与神俱，而尽终其天年，度百岁乃去。"它提出生命的延续，是有限度的，即使超越了百岁大关，还是要去的，"永恒不死"是不可能的。有生必有死，这是自然界不可抗拒的规律。但是讲究养生之道，来延长寿命却是可能的。

疾病与健康

"疾"从外得，如矢之中人，"病"由内生，如丙之内燃（丙即火也）。患苦为疾，疾甚为病，疾病的含义大致相似，总是人体违和的一种不健康现象。所以疾病两字常常联在一起。

健康两字，也是常常联在一起，实际的含义则稍有出入。《辞源》精力强壮曰"健"，《易经》"天行健，君子以自强不息"。《辞源》"康"，乐也。《诗经》"无已太康"。从字义上看，可以理解"健"是体格的强壮，"康"是精神的愉快。健而不康，康而不健，都是美中不足。同样理解，有病的人，必然影响健康，但健康的人，未必不生疾病。因此预防疾病，即所以保障健康，也只有保持健康，才能预防疾病，这里面，也有密切的因果关系。

我国古代医学，很早就有"预防疾病"的思想。现在节录数则如下：

《素问·四气调神论》："圣人不治已病治未病，不治已乱治未乱……夫病已成而后药之，乱已成而后治之，譬犹渴而穿井，斗而铸锥，不亦晚乎。"《黄帝内经灵枢·顺逆》："上工治未病，不治已病。"

"预防为主"的思想，不但贯穿在早期的医学体系里，即非医学的书籍中，也具有这种思想。

《管子》："惟有道者，能避患于无形，故祸不萌。"

《淮南子》："良医者，常治无病之病，故无病。圣人者，常治无患之患，故无患也。"

这种思想，发展到汉朝张仲景，就应用到临床方面。他在《金匮要略》第一卷里就说："夫治未病者，见肝之病，知肝传脾，当先实脾"，"中工不晓相传，见肝之病，不解实脾，惟治肝也"。后人根据这个原理，从整体出发，预测疾病的发展趋向，产生了非针对性的"隔二隔三治法"，如"肝病实脾，脾病治肝"，都是从预先估计疾病之影响，而提前做好预防性治疗的。这里牵涉到疾病发生、发展的因果规律，也就是疾病和健康的相互关系。

疾病是人体对致病因子所起之反应，这种复杂的反应形式，既包含了病邪的入侵，也体味到这是正气的防御手段。这里面既有疾病的特点，还有个体的特点。

我们古代医学，限于时代文化的限制，把一切致病因素，包括自然的气候变化、微生物的感染，以及物理的刺激，都归纳为外来之"邪"，由于饮食不当、起居失常、精神不安等因素，归纳为内因之"邪"，甚至把内外因素所引起机体反应的病理产物（如痰饮瘀滞等），也说成是一种害正之邪。治疗疾病，一种是祛除外来致病因子，一种是调整因抗邪而引起之内部紊乱，一种是采取针对性的祛邪手段，一种是激发机体的防御功能，从而提高人体固有的"自然疗能"。人们若能够掌握疾病因果规律，对于保障健康是有好处的。

怠逸与锻炼

人生活在自然环境里，也生活在社会环境里，讲究养生，当然不能不涉及外在环境，因此我国古代养生家，就提出了两种不同的看法。

《素问·上古天真论》曰："夫上古圣人之教下也，皆谓之虚邪贼风，避之有时，恬淡虚无，真气从之，精神内守，病安从来？"《生气通天论》又说："清静则肉腠闭拒，虽有大风苛毒，勿之能害。"

古人认为一切致病因子，是外在的"入侵者"，这是外因。外因的所以能植入，是由于正气内祛的缘故，所以又说"邪之所凑，其气必虚"，它不否认外来致病因子是发病的根源，但它更强调内因是根据，外因是条件，外因是通过内因而起作用的。这种逻辑原是对的，但是把内因的加强，寄托在清静恬淡的修养方法上，那就不可靠了。

恰恰相反，许多有实践经验的医家，就不同意这种消极的修养方法。他们认为一味顺应自然、回避虚邪，永远是处于被动地位。"御邪有道，虚静为保"，实际也并不保险。生命的存在，是斗出来的，不是保出来的。汉朝华陀对他的学生吴普说："人体欲得劳动，但不当使极耳。动摇则谷气全消，血脉流通，病不得生。譬如户枢，终不朽也。是以古之'仙者'为导引之事，熊颈鸱顾，引俯腰体，动彻关节以求难老。我有一术，名五禽之戏，体有不快，起作一禽之戏，怡然汗出，身体轻便"。他的学生照此实行，老而弥健，百疾不生。这正是积极有为的养生方法。比那老庄之学，专门讲究"清静无为"要高明得多了。至若一味地放松形体，精神懈怠，贪图安逸，以为不参加一切劳动和活动，不消耗一点体力，就是"清静无为"，那就非但不能养生，反足以有碍养生了。

补养与通利

冬天到了，及时进补，"向健康投资"嘛！听来很顺耳，至于该补不该补，补些什么？怎样补法，这里面就大有文章了。

祖国医学认为疾病是人体和一切致病因子作斗争的产物。中医的术语叫作"邪正相搏，病由以生"。针对外来致病因子，包括微生物的感染、自然界气候的变化……中医有一套"祛邪疗法"。针对机体内部的紊乱，中医也有一套

"本体疗法"。其中包括增强体力的强壮疗法，排除障碍的通利疗法，调节偏胜的平衡疗法。"补法"只是强壮疗法中的一个环节。补些什么？中医又是利用阴阳说来加以发挥。阴代表一切客观存在的物质，阳代表一切功能上的表现。阳以阴为体，阴以阳为用。所以一切物资缺少都曰阴虚。一切功能衰弱皆是阳虚。物质潴留丧失利用价值名曰阴滞。功能异常亢进则名曰阳亢。补法分滋阴和扶阳两大类。补充机体需要的物质名曰滋阴。例如补血养营、生津增液、填精充髓等方法都属之，俗言"增资"是也。振奋机体各种衰弱的机能名曰扶阳。例如益气强神、补气轻身，健脾强筋骨等皆属之，俗谓之"蓄能"是也。阴阳是相对的，阳太旺则阴消，阴太盛则阳困。所以阴虚之人不应扶阳，阳衰之人不合滋阴。如果补错了，非惟无益，而又害之。

金元四大家之一的张子和，主张药以治病，病去而虚者，谷肉果菜，食养尽之。他反对盲目进补，开后世"药补不如食补"的先声。这虽然有一些偏见，但针对病态社会的乱吃补药，也不失为一种"箴言"。

补养的反面，就是通利。以通利为手段，从而消除疾病，保障健康。抱这种主张的医家，也不在少数。他们以为疾病是一种障碍，堵塞了自然疗能的道路。气血流畅，内外通达，是生存的主要条件。一个人几天不大便，就会浑身不舒服，几小时的小便不通，就使你胀满难忍。说明在人体上任何区域、任何通道，一旦发生了障碍，就会带来灾害，形成疾病。正常人的生理，原是建筑在不断新陈代谢的基础上。人体一旦罹患疾病，人体与疾病抗争的战斗体系，迫使新陈代谢的工作大大增加，同时代谢功能所产生的老废产物，也大大的积累。这种代谢的产物，如果不能及时排除，就成为抗战中的"绊脚石"。毫无疑问，这种自己制造出来的病理产物，增加了机体的负担，产生新的致病因子，这是指一种比较急性的疾病而言。至于老年人或久病的人，身体里的废料日渐累积，日子一久，不但可以促进衰老，也可以成为"死亡之阶"。

补养疗法与通利疗法，原是一种相互影响的治疗原则。中医应用滋阴扶阳等强壮法，来应付许多衰弱的病人、久治不愈的病人，以及一切退行性病变的病人，的确有出色的表现。但是没有明显的亏虚，滥用乱用补药，也是非常有害的。通利疗法的主要目的在于排除机体的一切障碍。凡是胃肠道有湿浊积滞或异物逗留者，呼吸道有分泌物停留者，循环系统有蓄血凝瘀者，膀胱蓄水、淋巴液潴留、脏腑有癥结存在者，中医应用消导行滞、豁痰涤饮、活血化瘀、祛湿泄浊、破结通经等方法，目的都在于排除障碍，恢复自然疗能，当然是有的放矢。但身体虚弱、不任攻伐，而滥用通利之法，也是容易偾事的。所以古人说："毋实实，毋虚虚，绝人长命"，这是一种持平之论。

偏颇与平衡

偏：中之两旁曰偏，故侧重一面曰偏。颇：不平也，偏向一边曰偏颇。

平：均也、齐一也，无高下曰平，如水平、地平是也。

衡：所以称物轻重曰衡，如天平之属。防止偏颇，保持平衡，在中医治疗法则中，始终占重要的位置。这种平衡观点，在对待养生之道方面，也有很大的影响。

人体生理功能的相对稳定，是维持生命的重要条件。体温、血压、脉搏、血液酸碱度、血糖浓度等等，都得保持在正常的范围里。偏离这个水平，就是病态。偏颇太甚者，可因此而致死亡。生理学告诉我们，人们的机体在生活过程中，无时无刻不在追求平衡，这种平衡是建立在相互对立统一的基础上。如物质的同化和异化，神经的兴奋和抑制，肌肉的收缩和舒张，血流方面存在着推力和阻力、体温的产生和放散、血液的凝固与抗凝固、免疫反应中之抗原与抗体、激素之间的相互拮抗与相互抑制，等等。没有一个器官，没有一种过程不是矛盾的对立，既有斗争，又有统一，由此推动事物的变化与运动，并且由此而保持了相对的平衡。不难理解，正常人的生活，原是相对宁静的，疾病把人体的功能和体液扰乱了。这种被扰乱的功能与体液，它的表现不是太过就是不及。不管疾病的来源是什么，这种异常的功能，总得要矫正。

祖国医学在这个问题上，仍然应用"阴阳学说"来表达自己的观点。《素问·生气通天论》说："阴阳之要，阳密乃固。……故阳强不能密，阴气乃绝。阴平阳秘，精神乃治。阴阳离决，精气乃绝。"中医经常用阴阳两字来引证人体内在的矛盾和斗争的动态，并以此来指导治疗。阴代表物质，阳代表功能，物质以平为度，并非多多益善。功能以秘为贵，大忌兴奋暴露。以此为养身准则亦然。他们认为营养物质固然是需要的，但只令适用，便是够了。营养不足，固然是病，营养过剩，同样也是病。功能的发挥是有目的性的，该用则用，大忌机能妄用。所以功能衰退是病，功能亢进也是病。推而广之，人类的生活习惯、思想行动，都受这条准则的约束。例如物质缺少而功能亢进，名曰阴虚阳旺。机能亢进，促令物资消耗，名曰阳旺阴虚。体内废料过剩，障碍了功能的发挥，名曰湿盛阳困。功能衰退而致水湿潴留，名曰阳衰阴盛。这种术语，都是从临床实践中体会得来的。至于有关生活方面如饥饱劳逸都要恰到好处，不及是病，太过也是病。都要以平为度，勿令偏颇为患。

药石与食饵

"药"，治病草也。凡物之可以治病者皆谓之药。古以草、木、虫、石、谷为五药。

"石"，砭石也。古人磨石成针，或以之放血，或以之刺激而治病也。药石二字连在一起，言治病之工具，包括药物的药理作用和砭石的物理作用，以之来治病也。

"食"，所以养口腹之物皆曰食。

"饵"，粉饼也。凡病人所食之滋养品统名食饵。药石为治病之工具，食饵为营养之物资。古人治病，或者以药石来治疗，或者以食饵为调理。前者为药物疗法，后者为食养疗法，两者相辅为用，固不可偏废。后人治病侧重于药石，而忽略于食疗，此风古已有之，于今为烈。

有病之人，寻医求药，几乎成为常规，甚至稍稍有一些不适，就大张旗鼓，选医择药，好像非此不足以愈病。其实人类机体，自有其疗病功能。求药愈勤，自然疗能的作用愈益低落，甚至造成任何小病都非得依赖药物不可，这种消极因素，我国古代学者早已悬为禁例。唐·孙思邈《千金方·食治方序论第一》说："仲景曰，人体平和，惟须好将养，勿妄服药，药势偏有所助，令人脏气不平，易受外患。"扁鹊曰："人之所依者形也，乱于和气者病也，理于烦毒者药也，济命扶危者医也。安身之本资于食，救疾之速凭于药，不知食宜者，不足以存在，不明药忌者，不能以除病"。他又说："医者当须先洞晓病源，知其所犯，以食治之，食疗不愈，然后命药，药性刚烈，犹如御兵，兵之猛暴，岂容妄发，发用乖宜，损伤处众，药之投疾，殃滥亦然。"

《黄帝内经·五常政大论》很早就对药石和食饵的关系，有了明确的指示。它说："病有久新，方有大小，有毒无毒，固宜常制矣。大毒治病，十去其六；常毒治病，十去其七；小毒治病，十去其八；无毒治病，十去其九；谷肉果菜，食养尽之。无使过之，伤其正也。"说明我国古代先哲，对于用药治病，有一个常制。不是有病就得吃药，吃药也有一个制度，它和食疗的关系经常互为表里。今人只重药疗，不讲食宜，显然给人们带来了不良的影响。这是值得令人深思的。古医籍中有关膳食方面的格言很多。如《千金方》说："善养性者，先饥而食，先渴而饮，食欲数而少，不欲频而多，常欲令饱中饥，饥中饱耳。"叶天士《临症指南医案》说："饮食自适者，即胃喜为补"等，均有深意，亦可参考。

为医说

为医之道，修身、立德，治学，各有宗奉。今撷取先生日常有关论说数则，以窥先生为医宗旨及治学观点之一斑。

医乃仁术，为医首重立德

医者之对象为患者。患者对医者之要求：一为医术高超，二为态度和蔼。庄子曰："医者，道之脉，仁之源也。"自古即知医乃仁术，是故为医须德术并重。所谓"医无术不行，术无道不久。"此道者，即若孙真人所言之"先发大慈恻隐之心，誓愿普救含灵之苦"，亦即救死扶伤之意。此即吾侪所当奉之宗旨。以斯为本,以区别于挟仁术而唯名利是图者也。

【按】医者首重立德。先生每以此谆谆训导门人,自身益奉为圭臬而遵行不息也。

撷长修短,不囿门户之见

自古以来,中医流派众多,然均各是其是而各非其非,能博采众长,兼收并蓄者鲜。而诸门人亦多从师说,以师所是为是,以师所非为非,此诚中医学发展之一憾。荀子对战国时期诸子蜂起尝评价谓:"诸子皆有所见。亦皆有所蔽。"中医之门户之见,又何独不然?故今之欲工医者,恒宜求证于实践,凡验证有效者,方可以为是。国内名家亦皆出之于实践,固未可厚非。吾人但当求同存异,撷其长而修其短。若独守师说而轻视诸贤者,是自绝于真理。苟党同伐异,徒从感情出发者,品斯下矣。

【按】先生为一代名医,可谓卓然大家,而治学犹虚怀若谷。从以上对门人之训,即可知其治学之注重博采众长,唯效是尚,不存门户之见之一斑。此当亦先生成功之道也。

学医习典,求真不若求善

业医自然要钻研医学典籍。然医药典籍每多文辞古奥。于学习、理解、注释时,间或有"宁善而不真"而"毋真而不善"者。此"真"者,泥于原文而学骥也;"善"者,重于临床而切实也。即以《内经·上古天真论》中之"真人"之释为例,现今均认可为"懂得养生之道的四个不同层次(真、至、圣、贤)的人中之一种,即掌握天地阴阳变化规律,善于保全精、气、神的养生水平最高的一种人"。然此释即"善而不真"。盖《内经》之成书,其观点多有与道家相合者,这已被众多学者所认同，毋庸赘述。有人甚至认为《黄帝内经》基本上是道家学说在医学界的应用和发展。而"真人"之意，在道家系指"修行得道之人"。设若以此解释《内经》中之"真人"，真则真矣，能谓善乎？故曰或当"宁善而不真"。

【按】"真人"之解，存疑当已不多。然以上两种，在50年代初编写某一教材之《内经讲义》时，即曾有过激烈的争论。笔者以为，"宁善而不真"，符合有破有立，才有发展的精神。如清·喻嘉言之《秋燥论》与"清燥救肺汤"，因其符合临床实际，已被后世所认可，是对疾病及季节淫邪理论的一种发展。但此说无疑是对《内经》中"秋伤于湿，上逆而咳"、"秋伤于湿，冬生咳嗽"之经文的否定。古云"从善如流"，日常事亦须如此，况关于人命之医术呢？虽为经典，辗转几千年，亦难免有误，因此才有尽信书不如无书之说。否则，求真而不求善，不惟理解医典，即使是运用他人之经验以应诊时，恐也难逃胶柱鼓瑟之嫌。

遣方用药，贵在左右逢源

先生治疗呼吸系统疾病赏用二麻四仁汤。合欢皮、苍术、厚朴为其常加药物。尝有门人请益，谓合欢皮乃安神药，苍术、厚朴为调理胃肠药，缘何肺系疾病寐安纳佳者，亦每加用之耶？先生释疑曰：肺系疾病加用合欢皮，其因在于合欢皮能够抗肺部感染。此于前人书中早有记载，唯非一般所习知耳。《备急千金要方》上说，合欢此一味，称之为黄昏汤，可治肺痈吐血。该药和血止痛抗感染，临床用之治肺痈有特效。故肺系疾患，不管能寐与否均加之，此谓之用意双关。张仲景《伤寒论》中说："喘家作，桂枝汤加厚朴、杏子佳。"以厚朴、杏仁相伍，既可降肺逆，又可开肺郁。

而苍、朴又可兼护消化道，培土以生金，此即纳佳用苍、朴之用意所在。要在临床中做到善于用药，就得善于顾此及彼，所谓触类旁通、左右逢源、一石投两鸟是也。

【按】欲求临症遣方用药得心应手，必须对药物之性能功效有广泛全面的了解。那样，虽然看起来某些药物的用法似乎仅出一己之意，而古意实在已包含其中。圆机活法，全在于知识之广博，敢不孜孜以求乎。

行医唯实，知常才知达变

"理论多落后于实践，吾等只修正理论以说明事实，而决不可修改事实，以迁就理论。"此乃余之座右铭。倘于总结疗效时，治愈者则收录，不愈者则删去，虽统计起来疗效极佳，然重复之结果便可想而知。而若经不起重复，则其存在价值安在？究基因，未唯实也。

中医能流传繁衍至今，其中虽有许多道理尚难阐明，然俗语云："不管白猫黑猫，能捉老鼠就是好猫。"病愈而理未明，可以留给后人通过实践再不断升华，探明奥秘，不可以"经验"、"偶合"，加以贬低甚至抹杀，而应注重实效。为医求学，自须虚怀若谷，然亦并非良莠不分，一应兼容，而是择其善者习之。其法可概括为一听、二看、三想、四动手。听其言，在理否？观其行，有效否？想一想，有效之因何在？而后再经亲手验证。若此四环皆通，则此学说或经验便为确实可信。只有能够指导实践的理论才是有价值的理论。实践是检验真理的标准，研究中医自亦然如此。

中医治疗水平之提高，关键在于唯物辩证。此"物"，乃验方达药也。而验方达药，无疑从前人之实践中来，然后在千百次实践的基础上将之上升到"理"、"法"的高度，而后又以此作为再实践时之指导，并在不断实践中修正理法。如此反复循环，水平自可提高，而中医理法方药之系统自亦能不断完善。

在现有的"理"、"法"指导下，去运用常规的验方达药，此为知常。然方药固有定式，却非一成不变，于临症时根据病情具体变化消息用药，而不是按图索骥，此即为达变，亦即辨证而施治也。以余所宗之"解郁通障"治则为例，亦即从知常达变而来，系针对现实的人，从整体角度予以调理。须知各种医疗方法、学术观点之形成，无不与为医者所处之时代、环境密切相关。倘金元时期没有民众之食不果腹、颠沛流离，便不可能产生东垣之脾胃学说。而今之民众，大多非营养之不足而是营养之过剩。特别是小儿，至多是娇生惯养而吸收不佳，致机体抵抗力之不足，亦即抗力之障碍。障碍者，郁滞也。郁滞不流通，自须解郁通障。

郁滞之部位不同，所用之方自亦有别。如脑子里有郁，不管是积液、血肿、肿瘤，以柴牡三角汤加对症药主之；胸膈呼吸系统以二麻四仁汤为基本方；心血管疾病以风心保安汤、舒冠顺气汤为基本方；肝胆系统或整体之障碍，则应之以疏肝和络饮。总而言之，生机之要点在于气血运行通达无碍。故余主张以通为用，以祛障为手段，调和为目的。此即常用以上几张方子之因由。或有人讥为不知变化，实不知古人以方应病者早亦有之。只要掌握病机，用之自无大错。如气虚之四君子汤，血虚之四物汤，依据病机分类，有其病机即用其药，方子大同小异又何需惊诧？处方给人服用，服后舒适，便中契机。只要胸中有大局，掌握整体观，而又注意辨证论治，亦即知常而达变，自然得心应手。当然，以之为基础之验方达药，则非长期积累不能有成了。

中医医疗方法简论

整个科学的发展是一部工具论与方法论的发展史。每种工具与每种方法都曾完成它的使命，可是每种工具与方法都有它技穷的时候。所以有不断的新工具、新方法的产生。医学的发展亦然如此。过去研究中医学术、发掘中医治病效果，都注意治病的工具——药与针等，而忽略运用工具的方法——医疗理论，这是一种偏向。中医的理论，是通过无数人体的经验反映出来的一种法则论。虽然这种结论不一定顶正确，但是它确有事实根据，中医医好病不是神话式的魔术，也不是幸中偶合的[①]。

中医的医疗方法很多，比较有一套理论可谈的，不外药物疗法（内服外敷等）、物理疗法（针灸导引等）。这两种疗法里，包含着安内攘外的意味。由于这种观念，演变成为祛邪疗法、本体疗法。

祛邪疗法

中医认为害正者，都是"邪"。邪总是坏东西。邪的来源，一种是由外界侵入，一种是体内自己产生。中医治疗大纲，不是安内，便是攘外，祛邪疗法，就是攘外的一种方

---

① 本文曾刊登于《新中医药》1954年第6期。原文尚有一些示意图表，为了节省篇幅，曾在先生生前征得先生同意，将与文字内容重复的图表予以删除，由于成文时间距今已近40余年，故笔法、用词习惯等与今有所不同，为了保持原貌，除极个别的词句外，均未作改动——编者注。

法。《伤寒质难》（先生与其先师祝味菊合作之作）把外来的邪分为有机之邪与无机之邪。一切细菌、原虫、病毒，能害人而有繁殖机能的，不管看得见看不见，都属于前者。风寒暑湿，非人身所能适应的气候变化，以及声、光、雷、电等物理界的刺激，都属于后者。

有机之邪，不但邪的本身足以引起病变，就是邪的排泄物（中医名之曰毒），同样也可以引起病变。治疗有机之邪，能够在人体里歼灭掉邪毒，当然最好不过。如果不能把邪毒歼灭掉，那么应该设法把它驱逐出去。中医环绕这个思想，产生了以灭邪为中心任务的杀虫解毒疗法，和以驱邪为中心任务的汗、吐、下三法。

直接消灭邪毒，在西医书上就是病原疗法，在中医就是所谓杀虫解毒。肉眼观察到的害人小生物，总名曰"虫"。肉眼虽然看不见，但可以意识来判定它是害人的物质，总名曰"毒"。小生物的种类不同，蛔虫、绦虫、蛲虫、疥虫，比较可以区别治疗。有些虫，只是猜想中的东西，未必一定看得见，譬如我国最最流行的结核病吧，晋·葛稚川《肘后方》已经知道这是瘵虫食人脏腑，用药重痊（虫）不重虚，也是着眼于消灭病原。

中医应用药物治疗，常常喜欢故弄玄虚，高谈理论，独于杀虫药，却非常朴实可喜。使君子驱蛔虫，雷丸治绦虫，大蒜头治十二指肠虫，硫磺治疥疮，石榴皮治蛲虫，百部灭虱等，都很老老实实，平铺直叙，没有什么五色五味的歪曲附会，这是客观唯物的一个很好的例子。

解毒两字的含义，也是针对病原体而言。中医没有科学工具来辅助诊断，对于邪的认识，本来就是模糊的概念，凡是看不见的害人东西，一律都命名曰"毒"。毒的来路很多，所以有许多地方，毒字上面附加了一个专门名字，譬如蛇毒、狂犬毒、蟹毒、河豚毒、砒毒、五石毒，都是有对象可寻的。至于瘴毒、疫毒、瘟毒、时毒、痧毒等，虽然实有此毒，但是毒的来路，已是很模糊了。

中医解毒的对象，以今日的知识来说明，它是包含肉眼看不见的病原微生物，特别是细菌病毒。治疗细菌病毒所引起的疾患，中医习用败毒、解毒、化毒、拔毒等方法，有时相当有效。这些药物，有没有特种化学成分，能够达到体内"大净邪"目的，（大净邪者，使体内病邪，悉数消灭之谓。）象六〇六之于梅毒、奎宁之于疟疾，很值得研究！苏联科学家证实高等植物中，含有对抗微生物侵害的抗生物质。中医习用的解毒药，多数是植物生药，其中证实含有某种抗生物质的，已有好多种。说明中医之所谓解毒药，也很有可能是直接作用于病原体的。

杀虫解毒，是中医对付有机之邪的一种手段，这里没有什么奥妙的理论，只是指出某类疾病，用某种专药有特效，此项专药，专门应用于某一类的疾病。哪些药是要经过提炼的（如砒汞制成丹药），哪些药是必须要生捣外敷，或新鲜冲服的（如蒲公英、马齿苋的自然汁比煎出液好），都是针对病毒而言。要达到应用目的，即使毒如砒霜，恶如蛇蝎，在"以毒攻毒"的术语掩护下，一样可以完成它直接灭邪的任务。

其次要讲到间接驱除邪毒的方法了。

邪毒内犯，我们不能把它消灭于身体之内，就得把它驱逐于身体之外。由于直接杀虫解毒，不易掌握控制（专药太少，不敷应用，笼统解毒，有效有不效），于是产生间接驱邪的概念。

邪从外面来，仍旧迫其从外面去，这是驱邪疗法的原则。

人体通向外面的道路，在表的就是占面积最广的腠理皮肤，在上的就是咽喉食道，在下的就是尿道直肠，这些都是中医驱邪的几个方向。我们知道人体因为抗邪的缘故，加添了许多代谢产物。邪体因力争生存，也孳生了许多危害人体的东西（包括体内毒与体外毒）。这些东西，不管是人体方面的，或是邪体方面的，在整个健康观点上讲，总是垃圾，总是障碍，总是需要肃清的，因此产生汗、吐、下三种驱邪方法。

汗法　汗法包括表、散、宣、透四个内容。

（1）表是放散体温，强迫出汗（显发汗）。

（2）散是疏散的意思，不一定出汗（隐发汗）。

（3）宣是宣畅气机，有活跃呼吸循环、催咳排痰之功。

（4）透是透发营邪，将血液内或淋巴组织内不需要的废料和毒质发泄到表层，如用药帮助发疹、发痦、发湿气等。《伤寒质难》把发汗的作用归纳为三点："第一调节过高的体温；第二排泄邪体所分泌之毒素，和人体因抗邪而产生的老废残物；第三诱导血气向表，造成抗邪有利的形势。"这里仅仅说出发汗的作用，对于疏散宣畅透发的意义，还是阙如的。

吐法　吐法比较简单，也比较少用，它不过把抑遏在脘上的东西，一吐为快而已。由于胸膈的骤然松畅，有时把自然疗能的机转拨醒了。此法张子和颇为善用，每每治愈许多痼疾。这是值得研究的。

下法　下法包括攻、荡、渗、利四个内容。攻坚有重点去积之意；荡涤有全部肃清之意；渗是疏通组织液，作用在于淋巴；利是分利小便，作用在于肾脏。攻、荡是把身体里有形障碍、排泄出去。渗、利是把身体里的无用废物排泄出去。有形障碍、无用废物，一应秽腐物质，如非是菌邪良好培养基，也就是菌邪最易涸迹的地方。疏沟道，除陈莝，也就等于间接祛邪。

中医把汗、吐、下三种方法，作为驱逐邪毒的手段，原是在不能直接灭邪的情形下所产生出来的一种无可奈何的方法。时代进步了，中医对于邪毒的认识，也该进步了。假使我们能够发现某种制菌专药，那么对于这种粗疏的驱邪办法，何必再留恋呢?

现在我们应该讲中医如何治疗无机之邪了。

"无机之邪"，本来就是一种抽象名词。中医所指的无机之邪，事实上有许多种病，实在就是有机之邪，不过以前不晓得罢了。譬如感冒、伤风，以前认为是受凉所致，现在已知道是某种病毒所引起的了。在科学不断昌明的今天，不久的将来，"无形之邪"将成为历史上的名词。不过在今日的中医诊断逻辑上，还是有用处的。

无机之邪包含两个内容:

（1）气候之变化。

（2）物理的刺激。

因为气候而诱起疾病，是事实，而且这种例子多得很，凡是有疾病证象而找不到病原体的，我们一概名之曰无机之邪。中医习惯上把气候变化，分为六大类:

风——刺激皮肤，症见身热自汗，应用解肌药。

寒——收敛皮毛，症见发热无汗，应用辛散药。

暑——暑热蒸熏，使人少气多汗，应用清暑药。

湿——湿令气压低，使人顿闷困倦，应用香燥药。

燥——空气干燥，使人咽燥多咳，应用甘润药。

火——流行炎症（过去认为是一种无形火邪，其实就是病毒细菌为患），治同有机之邪（中医习用之清火败毒，事实就是针对病邪的一种制菌手段）。

中医治疗气候变化所致的病，除了极小部分似乎含有制菌意义外，其余大部分都是用于调整体力矫正反应的药物。人们同样处在"六气"之中，有受感而病者，有受感而不病者，是因为生理不能适应外界气候的变化，于是产生不同的病态反应。其主要原因，初不在"邪"的本身，而是"人"自己不能适应的毛病。所有上述各种解肌、辛散、清暑、香燥、甘润等药，都是协助本体做好适应工作，其实就是治"人"，不是治病。所谓气候变化所感之邪，乃是一种"莫须有"之邪，邪的本身不明了，当然只能从本体着手了。

其次，种种物理刺激，也是无机之邪。因为无机之邪只是给予人们一种刺激的因素，并不能长时寄生于人体，不比有机之邪植入人体之后，不但可以寄生繁殖，还可以分泌毒素，继续造成危害。所以治疗的方法，和气候变化致病一样，只治病果，不治病因。冻伤烫伤，一个是低温刺激，一个是高温刺激，两个病原是不同的，但是因为在人体上所造成的灾害是一样的，所以治疗的方法也是一样。说得明朗些，它也是适用本体疗法。

本体疗法

整个医学的发展是一部工具论与方法论的发展史。在一定的医疗工具上，产生出一定的医疗效果，某种程度的医疗认识，产生某种程度的医疗方法。封建制度长期延续，使中国长期停留在手工业阶段，中医在诊疗方法上，除了天赋的感官外，从来没有应用其他可以凭借的工具。工具永远老一套，那么睿智的发展，也有一定的极限。中医单凭思维活动，没有显微镜，没有理化设备，那里会分得清什么细菌原虫？所谓邪呀、毒呀，都是感官里产生出来的"感性认识"。

因为认识的视野有限度，所以治疗的方法，也只好肤廓笼统。由于目标不清，方法粗疏，所以临床的效果，也大大地打了折扣！

当"祛邪疗法"技穷束手的时候，治疗的目光，就不再钻研邪毒问题，转而研究被邪毒侵害的人体反应，于是"本体疗法"，大大地赏用于医林。

我们知道人体对于外来的损害，具有自然疗能，治疗的原则，不是除去损害（攘外），便是保卫本体（安内）。直接灭邪、间接驱毒，所谓祛邪疗法，它的目的是对"病"。增加体力，调节偏胜，解除痛苦，所谓本体疗法，它的目的是对"人"。医生的任务，就在于"治病救人"。

治疗疾病，究竟应该拿"病"为主体呢？还是应该以"人"为主体？在西洋医史方面，也是成见不一。希腊医哲黑剥克莱底斯和方式派名家阿斯克莱比特与泰密生师徒们，很早就主张以"人"为主，此种理解，推行得很久。直到18世纪中叶，科学抬头，古哲的遗训，才开始动摇。但是传染病的病源认识，还是相当模糊。18世纪末叶，巴斯德发现了病菌，证明传染病是小生命的作祟，于是医疗方法，开始从救人为主，渐渐地转向治病为主。各种病原菌不断发现，各种制菌药不断改进，充实了"治病为主"的内容，写出了历史上最光辉的一页。磺胺剂的应用，抗生素的发明，把治"病"为主的精神，发展到最高峰，造成科学上的畸形发展。这种发展的偏向，影响到医疗方法的孤立化，把优秀的"整体观念"也遗忘了。现今一般医生的心目中，"找病原体"为临床上第一个任务，"找特效药"成为应付疾病的主要办法，这当然不是顶好的现象。19世纪末叶，原苏联科学家巴甫洛夫发明反射学说，斯别兰斯基成立了神经病理学，说明疾病的来源，是由于生物体与外界或内部环境的不调和，说明神经痕迹作用与免疫力有密切联系。一般学者的目光，开始注意到整体对于刺激的相互关系，从"以病为主"的趋势，逐渐的转到"人病并重"的局面。

中医的本体疗法，推行了数千年，它的内容是什么呢？

"以人为主"的思想，在公元前的秦汉时代就印进在中国医家的头脑里，这较之西洋史更早。《内经》说："邪之所凑，其气必虚"，又说："精神内守，病安从来？"，指出邪毒之能够进入人体，都是人身自卫力量太差的缘故。假如人体的抵抗力量大，那么就是"大风疴毒"，也是无能为害的。这些思想，可以充分说明那时候的国家，没有办法对付又多又杂的邪气，但却认识到"以人为主"的重要性，产生了"本体疗法"的学说。

本体疗法把"病"和"人"的关系，看作不可调和的矛盾，因为"邪正不两立"，罹病的结果，不是邪毒危害了人体，便是正气消灭了邪毒（中医说邪盛则正衰，正胜则邪消，就是这个道理）。疾病本身，就是一种斗争，治病救人，各有其擅长，但是最后胜败的枢纽，还是以"人"为主体。所谓本体疗法，就是以人为主体的疗法。这种思想，散见于各家医籍。《伤寒质难》疾病因果律中，特别强调这一点，现在顺便在这里介绍一下。

疾病因果律：

因果律是辩证法里的一个基本名词，它说明事物的所以能够发生发展，都有一定的因果关系。这里所谓疾病因果律，就是疾病发生发展的因果关系。

好端端一个人，它的生理是正常的，是平衡的。偶然来了一个病原的刺激，把体内的平衡扰乱了，正常的生理，变成反常的病理，于是他病了。这里我们可以明白，疾病的刺激是"因"，因刺激而致的病是"果"，病原是一个"能激"，人体是一个"所激"。所激是本，能激是标，能激只是一种刺激的来源，并不是肯定说某种程度的刺激，一定能够制造某种程度的病。因为疾病的主要基础（立脚点）是"人"，人的体质不同，所以反应不同，结果也不同。解剖学名家伯来有句标语："我给你医治，上帝给你愈合"，说明自然疗能对于疾病的重要性。一行春游的旅客，突然因为游艇失事，而全部落水了，虽然每个人都被救上岸，但是这一件不幸的事件，它的结果是不同的。有些人回家就病倒，甚至因此而丧了性命；有些人只发了一个寒热就好了；有的仅仅水泻了几次也好了；有的根本没有什么影响，照常活动，照常办事。从这里说明，相同的遭遇，可以构成不同的结果，完全因为各人体质不同的缘故。

有此因就有此果：

人体好比一片土壤，病原体好比一颗种子，有此因就有此果。种豆得豆，种瓜得瓜，绝不会种下豆子结出苦瓜来，也不会瓜藤上面生出豆荚来。恰好感染了伤寒病菌，可以生伤寒病，给疟蚊叮过了，可以生疟疾。绝不会伤寒变成霍乱，也不会疟疾变成痢疾。一种种子，只能孵出一种苗芽。一个病原，只能造成一种疾病。除非瓜豆并种，方能见到两种苗芽。除非感染两种病原，才能并发两种疾病。中医向有伤寒转疟为轻、转痢为重之说。这是说伤寒病后兼发疟疾，比较还没有十分危险。因有常山、柴胡等特效药，伤寒之后又生痢疾。恶化的就很多，因肠组织经不起两度损伤，并不是说伤寒可以变成疟疾、痢疾。但误认误解为伤寒可以变成疟疾、痢疾的，还是很多很多。

因缘和合而得病：

宇宙间存在着许多许多的病因。气候环境的变化、微生物的侵入寄生，以人来讲，总是外来刺激的因子。这种因子，环绕在人的四周，等待侵害的机会，机会就是缘。缘是助长疾病的因素，有因无缘，疾病是不易成立的。譬如种子之移植于土壤，也一定有一个缘，或是人工播种，或是风媒吹送。细菌之能够进入人体，也必有某种可乘的机会。因为着凉，召致了肺炎；因为有了创伤，才引起了破伤风。说明病原体是发病的主因，种种利于病不利于人的环境，是诱因。主因诱因，每每狼狈为奸，伺人于不测。因缘一旦和合，于是疾病就成立了。

体质决定胜负的局面：

疾病是一种斗争的过程。正邪相搏，体力是决定最后结局的一个主要因素。一个病原，可以给予人体以一定的刺激，但不能肯定它产生一定的结果。一席春宴，大家都吃到伤寒病菌，有的是病倒了，有的只是呕了、泻了，就好了，有的若无其事，没有什么影响。这就说明疾病之植入人体，能不能发病，是受体质支配的。一颗种子，落在地上，可以孵出一根苗芽，也可能连苗芽影子都透不出来。因为种子能否发苗抽芽，完全取决于土壤地质条件。你看同样种下一颗豆子，或是一根瓜苗，在那洼湿之地，豆种是会烂掉的，燥燥之地，瓜苗是会枯死的。疾病的因果律也是这样，当病原体移植于人体之后，可以在体内被消灭而不发生病象，也可以发病而发得很轻，也可以因为人体抗力特别低，而使病邪肆无忌惮地猖獗。这些都是体质来决定的。

我们仍拿伤寒作例，同样感染到伤寒病菌的人，为什么有的人一起病就神志不清，七八天就呜呼哀哉？为什么有些人，绵绵潮热，一拖就四五星期，弄得皮包骨头，弱不禁风？为什么有些人一会儿重了，一会儿又低落下去？为什么有些人罹患伤寒，仅仅有些倦意，或仅仅有些拉肚子，他们尽可以自在地来看门诊？为什么有些人很容易出现谵语昏迷状态，有些人却始终神志不乱？为什么有些人很容易肠出血，有些人虽用下药，也没有关系？同样一种病原体，然而可以造成种种不同的结局。为什么有时急性病会变成慢性病？为什么同一个疾病过程中，有恶化及再发的现象？除了用各人体质不同（内在环境不同）来解释外，又有什么理由来答复呢？

吴又可《温疫论》有醉酒之喻，说明体质与证候相互之关系。他说："邪之着人，如饮酒然。及其醉也，气高身热，面目俱赤，有醉后妄言妄动，醒后全然不知者，有虽沉醉而神志终不乱者，有醉后应面赤而反变白者，应萎弱而反刚强者，应壮热而反恶寒战栗者，有易醉易醒者，有难醉难醒者，有发哈欠喷嚏者，有头眩目花及头痛者，有高歌猖狂、不避亲疏者，有涕泪滂沱、悲泣不能自胜者。因其气血虚实之不同，脏腑禀赋之各异，考其情状，各自不同，至于醉酒则一也。"人之受邪，亦复如是，邪体虽同，而后果各异。譬如种瓜得瓜，种豆得豆，这一个因果律，是不能动摇的，但瓜味之或酸或甜，豆苗之或枯或荣，则由土壤的条件而决定的。

从上可以看出，外来起病的"因"，加以助长疾病的"缘"，再加上适应疾病的"本体"，就等于各种不同的"后果"，说明疾病是"人"与"病"在斗争中的和合产物，而体力却是决定最后结果的主要因素。治病的方法，如果不能直接了当地去"病"，就不得不回头来治"人"。人体对于病邪的侵害，本来具有天赋的自然疗能，如果我们能够掌握整个体力，就等于能够掌握整个病变。说得明白些，一个医生能够很好地控制了体力，他就能够胜任地操纵了疾病。中医根据这种因果律，发展而成本体疗法。它的内容，可分四点：①增加资能；②排除障碍；③调节偏胜（或制造偏胜）；④缓和痛苦。

本体疗法的基本精神，就是拿人体做医疗的对象，所有增加资能，排除障碍，调节偏胜，缓和痛苦等种种不同的努力，都是想以控制体力来达到控制疾病。

这种"以人为主"的医疗原则，在中国已经沿用数千年了。在外国也有不少学者关心这件事。日本帝国大学教授稻田龙吉博士，曾经做过人体体质的研究。他曾提出，体质是否能随治疗而变化？研究治疗方法，是否须随体质而变化？以及人体内钾和钠的关系、钙含量等因素，能使个体的药物的效果发生变化，能否确定一个标准，以此鉴别那些是异常的反应。但是他只是提出了几个问题，并没有指出具体的办法，所以这篇论文，并没有受到时人的注意。

伟大的苏联科学家巴甫洛夫解放了科学上的桎梏，纠正了医疗上的偏向。他的反射论学说，震撼了整个唯心科学的堡垒，他用种种科学实验的方法，纠正了世界权威魏尔啸的细胞病理学，把死的孤立的病理学，变为活的生动的病理学，说明机体是一个统一的整体。疾病绝不可能只影响个别器官，而不影响整个机体。

过去单独承认微生物对人的危害，是刺激直接作用于细胞群，再由局部扩展到全身。因此误解微生物及其毒素，是全部病理过程中的唯一因素，没有特殊因素就没有特殊传染病的发展，这种机械的概念，现在已经开始动摇了。当然我们也得承认，传染病的开始，少不了微生物的存在。但疾病发生后，微生物仅能起强化兴奋的作用，此时即使没有微生物，这种病理发展，照样能够继续进行的。举一个例子：神经痕迹作用，在一个原始刺激之后，不必有破伤风病菌，也可以人为造成破伤风症状。百日咳病在的时候能培养到百日咳杆菌，到后期百日咳杆菌已不存在于呼吸道黏膜，但阵发性的顿咳仍持续存在。这些都是很好的例子。我们如果认为微生物决定了疾病，微生物不存在，疾病也不存在，那是错误的。

实验告诉我们，正常中性白血球，每只只能够吞噬一两个细菌。如果有抗体的参加，一个中性白血球，就能够吞噬数十个细菌。所谓抗体，就是一系列反应所产生出来的。所以在致病因素非常弱，身体反应力相当强的时候，人体仅仅出现些防御反应，而不发生疾病。

许多许多理论，许多许多实践，证明疾病不是孤立的，不是完全受微生物支配的。在整个疾病的过程中，人的本体是起主要作用的。这些思想，很吻合中医的本体疗法。我们并不想借重巴氏学说，来自我渲染，但是为了要说明中医的本质，对于本体疗法的内容，自有重点分析的必要。

增加体力（即增加资能）

根据体力能够左右疾病的概念，因此产生了以强壮体质为目的的"强壮疗法"。

以强壮体质来对付疾病这一个原则，适应的范围很广，不管你是外感的病也好，内伤的病也好，强壮体质，总是用得着。习惯施用这一类药物的医家，因为客观成功的机会太丰富了，因此主观地下了一个结论，说：任何疾病，元气总是作战的主力军，元气一天存在，生命就一天不毁灭。所以治疗一切疾病，能增强体质，总是最基本的办法。所谓"元气"、所谓"体质"，就是阴阳协调的一种综合力量。我们能够掌握这种力量，就能掌握疾病。所谓强壮疗法，主要就是加强这种潜在的力量。

强壮疗法示意图：

强壮疗法

对象
1. 消瘦萎黄，营养不良者
2. 衰弱无力，动作无能者
3. 久病大病之后，体力虚耗者
4. 各种退行性病变，久治无效者
5. 心力衰竭，神晦气短，时欲虚脱者

目的：增强体力，提高自然疗能

方式
滋阴——补充身体所需要的物质。例如补血、养营（即是增资）、生津、增液、填精、封髓等法，都属于滋阴一类
扶阳——振奋各项衰弱之机能。例如益元、强神、补气（即是蓄能）、悦胃、健脾、强筋骨等都属扶阳一类

方法
损者益之
怯者壮之
劳者温之
虚者补之

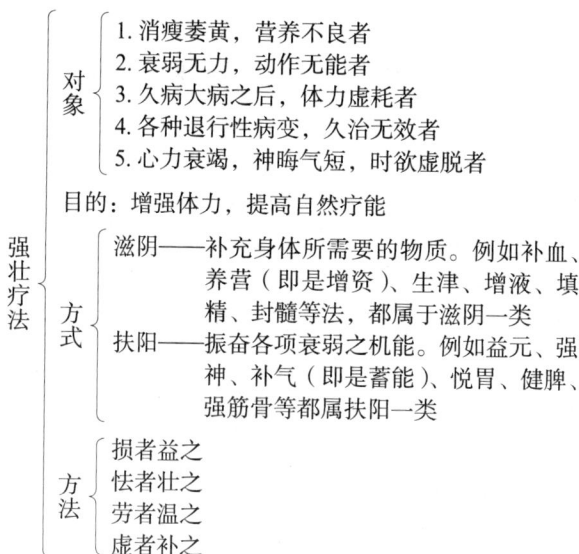

　　历来享名最盛的大方家，大都懂得这一套道理。在历史上因为施用强壮疗法而获得"起死回生"、"转危为安"的例子，多得不胜枚举。经验告诉我们，大病久病的末期，正是体力最起作用的时候，衰弱的病人，一旦获得强壮的医疗，每每能够出乎意外的建立殊功。这种例子，在今天的中医界里，能够表演这一套的，还是很多很多。先师祝味菊先生，就擅长这一手。

　　强壮疗法是中医的一门看家本领，在习惯上有两派不同的主张。一派主张滋阴为主，因为"阴常不足"，所以平时也应该滋阴为先。另一派的主张，恰巧相反，他们认为战斗所需要的，是一种力量，"抗体"的产生，是建筑在健全的"抗能"上面，所以一切抗邪工作，都应振奋阳气，因为"阳气者，若天与日，失其所则折寿而不彰"，所以平常时候，也应当回护

阳气。人体好比一部机器，"滋阴"好比"加油"，"壮阳"好比"绞紧发条"，强壮体力，就是做上面所说的两项工作。

的确，人们的体质，可以有"差别相"的。有些人机能很健全，就是常常感到物质方面不够，这就是属于阴亏体质。一切缺水、少津、贫血、脱液、消瘦、萎黄都名阴亏。有些人营养很好，外形也很丰满，只是机能衰弱，打不起劲，这就是属于阳虚体质，一切少气懒言、身重恶寒、疲乏困顿、不耐劳动，都名阳虚。人们的体质，既然有差别，用药当然也有差别，因为临床上用药取效的反映不同，因此产生了重阴和重阳的宗派观念。封建、主观，是一般中医的通病，凡喜欢用阴药的，总是夸说滋阴的好；欢喜用阳药的，总是夸说扶阳的好。重阴重阳的论辩，过去争议到现在，还是一场糊涂官司。其实所谓滋阴扶阳，都是一种药物，是药物，都有其一定的适应范围，绝不可能一类药物，可以统治百病。上文已经说过，治疗的对象，可以不很相同。草泽医与贵族医，他的医疗主顾是不同的。体力劳动者与脑力劳动者，他的反应是可能不同的。不同的实践，反映出不同的理论，这种理论可能两个都对，也可能两个都不对。实践是评判真理的忠实办法，凡是通过实践有效的就是对，无效的就是不对。我以为重阴重阳争辩，都是一偏之见，与其空谈优劣，还不如埋头去做实践的好。

总之，中医重用强壮体力的办法，来应付许多虚弱的病、久治不愈的病、一切退行性病变的病，的确有出色的表现。黄芪、人参、附子、熟地……过去临床上显过治迹的药物，已经开始受到一般关心国药的科学家所重视了。不久的将来，中医愈病之谜，将会随着对中药的进一步了解，而揭露它的本来面目。因为中医尚不能科学地说明自己，就肯定中医本体疗法丝毫没有意义，似乎过于武断。

排除障碍

疾病犹如战争。在战争状况存在的一天，无论前方后方，在交通运输上，总是要保持一定的流畅，不然的话，不论你物资如何丰富，体力如何强大，总是碍手碍脚，难能达到胜利的目标。

中医在临床实践中，体会到有些疾病，单纯强壮体力，未必就能够达到愈病的理想，一味蛮补，反而造成了壅塞的流弊。如果改换方向，施以通利疗法，立即就得到轻松舒快，因此产生了"慎柔"、"戒补"的学派。他们认为疾病是一种障碍，堵塞了自然疗能的道路。他们认为气血流畅、内外通达，是生存的主要条件。你看一个人几天不大便，就会浑身不舒服，几小时的小便不通，就使你胀满难忍。说明在人体上任何区域、任何通道，一旦发生了障碍，就会召来了灾害，形成了疾病。

我们知道，正常人的生理，原是建筑在新陈代谢的基础上。人体一旦罹患疾病，战斗的体系迫使新陈代谢的工作大大地增加，同时代谢功能所产生的老废残物也大量的积累。这种代谢产物如果不能及时排泄，就成为抗战中的绊脚石。毫无疑问，这种自己制造出来的累赘，增加了自己的困难，也增加了自然疗能的消耗与负担。因此产生了以排除这种客观存在的障碍、发挥自然疗能为目的的"通利疗法"。在中医术语上，所谓"行气活血"、"化瘀和营"、"祛湿泄浊"、"排痰涤饮"等字眼，总是以通利为手段，去障为目的，它的治疗领域是非常广的。

通利疗法包括药物、砭石、针灸、按摩、导引诸法，不但在疾病过程中广泛应用，就是平常无病的人，也适用这一原则。汉·华陀语其弟子吴普曰："人体欲得劳动……血脉流通，病不得生，譬如户枢，终不朽也"。这种思想，很早就反映在各种医疗的方法上。到现在为止，有些人每逢节令，喜欢吃一两粒"再造丸""活络丹"，活活经络；有些人碰到不舒服，欢喜"扭痧""刮痧"，和和血脉；有些人到伏天要扎几针、灸几壮，说是可以祛寒湿，通关节；有些人欢喜不时地推拿按摩，求得局部的松快适意；有些人每到黄霉天，总是要吃几帖利湿通络的药。这种医疗方式方法，在表面上虽然不是同样，但"以通为补"的观念，却是一致的。中医里主张这一派的，为数很多。因为医疗上的宗旨不同，所以和主张"虚者着而为滞，正旺自然气血流畅"的强壮疗法，始终站在不调和的地位，形成中医界两大派别的阵营

临床上，通利疗法是表现在多方面的，它的作用，是各有各的选择性的，是适可而止的，不是泾渭不分，漫无限制的。

通利疗法示意图：

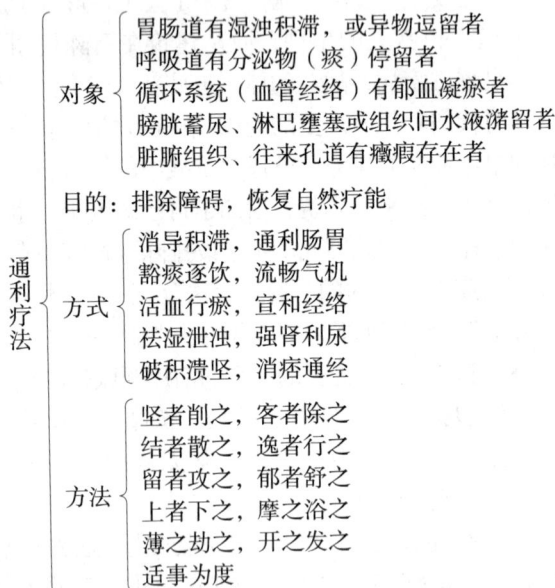

通利疗法

对象：
胃肠道有湿浊积滞，或异物逗留者
呼吸道有分泌物（痰）停留者
循环系统（血管经络）有郁血凝瘀者
膀胱蓄尿、淋巴壅塞或组织间水液潴留者
脏腑组织、往来孔道有癥瘕存在者

目的：排除障碍，恢复自然疗能

方式：
消导积滞，通利肠胃
豁痰逐饮，流畅气机
活血行瘀，宣和经络
祛湿泄浊，强肾利尿
破积溃坚，消痞通经

方法：
坚者削之，客者除之
结者散之，逸者行之
留者攻之，郁者舒之
上者下之，摩之浴之
薄之劫之，开之发之
适事为度

176

调节偏胜（或制造偏胜）

人们的生理，在生命的过程中，无时无刻不在追求平衡。当平衡不能保持时，就出现疾病。《内经》上说："阴平阳秘，是曰平人"，说明人体各种物质，缺少了固然不好，过剩了也是不美。同样理由，各种机能衰弱不振，当然是"不景气"现象，但是过分亢进，也是一种病理的变态。一个正常的人，一定要保持微妙的均势，所谓阴平阳秘，才是平人。这种过犹不及的"中庸观念"长期统治了封建中医的头脑。本体疗法的削有余、补不足，基本上就是追求平衡的一种手段。王太仆所谓"益火之源，以消阴翳，壮水之主，以制阳光"，也无非是一种济平之道。为了讲究平衡，为了要调节偏胜，因此产生以调整体力为目的的平衡疗法。

平衡疗法示意图：

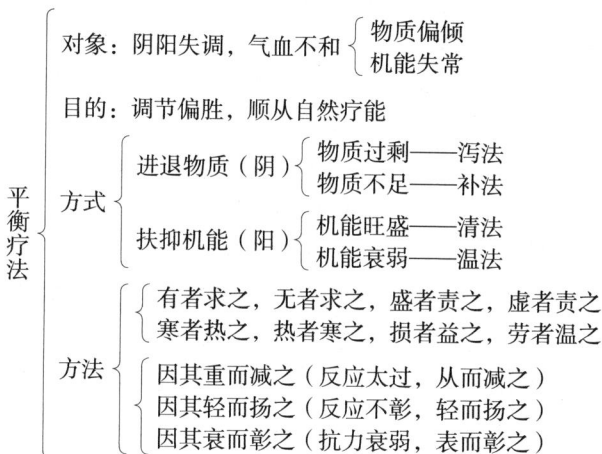

```
        ┌ 对象：阴阳失调，气血不和 ┤ 物质偏倾
        │                        └ 机能失常
        │
        │ 目的：调节偏胜，顺从自然疗能
        │
        │       ┌ 进退物质（阴）┤ 物质过剩——泻法
 平      │ 方式 ┤              └ 物质不足——补法
 衡     ┤       └ 扶抑机能（阳）┤ 机能旺盛——清法
 疗      │                      └ 机能衰弱——温法
 法      │       ┌ 有者求之，无者求之，盛者责之，虚者责之
        │       │ 寒者热之，热者寒之，损者益之，劳者温之
        └ 方法 ┤ 因其重而减之（反应太过，从而减之）
                │ 因其轻而扬之（反应不彰，轻而扬之）
                └ 因其衰而彰之（抗力衰弱，表而彰之）
```

以调整体力来对付疾病，适应的范围很广。任何疾病，无论外邪引起的也好，内脏生出来的亦好，调整体力，适应

自然疗能，这一个原则，总是到处用得到。前面已经说过，中医的中心思想，是要维持人体上微妙的均势。照中医的见解，认为人体的生理活动，是建筑在阴阳平衡的基础上面。平衡一旦发生变化，立刻就是不正常的病理现象。事实证明，阳旺的人，物质消耗量一定大，说明"阳旺阴消"的道理是对的。阴重的人，剩余物资太多，丧失了利用价值，反而障碍了机能，说明了"阴盛阳困"的道理也是对的。

好端端的一个人，他的生活是平衡宁静的。疾病把人体的功能与体液扰乱了，这种被扰乱的功能与体液，它的表现，不是太过，就是不及。我们站在正常生理的角度来看，不管你疾病的来源是什么，这种异常的功能，总得要矫正

为了矫正异常功能，于是产生了平衡疗法。谁都知道，疾病的发展，始终就是逗留在不平衡的过程上（不是物质偏倾，就是机能失常），因此调节偏胜的平衡疗法，变成了到处好用的"百搭疗法"。

周宗琦先生在《伤寒质难》的序中说："我很佩服发明'百搭'的人。这工具与方法，使麻将局面，顿改旧观。祝先生（先师祝味菊）在治疗方面的独得之秘，也似乎有'百搭'一样的得心应手。这种医疗中的'百搭'，是适应于矫正异常功能的。祝先生对于异常功能的诊断，或太过或不及，颇能自信，对于矫正异常功能的药物及用法，亦颇能自信。故在照例的强调病原之外，对于病原的对手方（人），格外的加以强调。我们很希望有一种不问病原的'百搭'在医疗上崛起。医疗中的'百搭'并非万能，更退一步讲，'百搭'只适应于某种病例，即矫正了异常功能病，就会好的，这样'百搭'之为工具与方法，已是一件至宝了。"

周宗琦先生的评语一点也不错。中医的平衡疗法，主要

的任务就是矫正异常功能。凡是因病而功能异常，或因功能异常而病，这种方法都可以搭配着应用。中医在这一门工作上，下了很大的功夫，积累了很多宝贵经验。同样的偏倾太过，平衡失调，有时用补不足以济有余，有时用泻有余以济不足，有时用清火以制亢阳，有时用温壮以疗衰怯，所谓求之责之、寒之热之、损之益之，一切努力的目标，无非是调整偏胜，恢复平衡。就是矫正异常功能，顺从自然疗能，其实没有什么说不明白的道理。

有些例外的病，因为功能偏倾太厉害了，正面努力，不能争取平衡，只好在反面，或另外一面，用人工来制造一种偏胜，利用这种偏胜，矫正这种病理上的偏差，这种方法，就是诱导疗法。

诱导疗法的应用由来已久。不单单内服汤药具有这种作用，就是民间尝用的按摩、导引、熏浴、发泡，以及今世盛行的针灸疗法，大半含有诱导作用。

诱导疗法的内容为：

对象：偏倾太过，平衡失调。

目的：制造偏胜，适应自然疗能。

方式：病在上，取之下；病在下，取之上；病在中，傍取之（刺激相反的一面，使其兴奋，造成拉平的局面）。正治不已，则从治；从治不已，则求其属以衰之（利用反射条件，使远隔脏器，发生条件的影响）。

方法：上病下取，下病上治，左病治右，右病治左，热因寒用，寒因热用，通因通用，塞因塞用。

按上面的内容看，诱导疗法的应用，并不是专门做救偏补弊的工作。它的目标，也不是专为企求平衡而努力。它有时故意造成偏胜，使这个偏胜在医疗上起一定的作用。譬如"悬饮"，是水液潴留在上部某一组织的现象，医用龙荟丸、疏凿饮，峻利大便，强力排泄肠道的水液，使在上的水液转趋向下，这是"上病下治"的诱导疗法。又如："膀胱转胞"，小溲隆闭，胀满难忍，医用瓜蒂、藜芦，人工造成呕吐，使上部兴奋，借以松动下部之壅塞，此是"下病上治"的诱导疗法。烦躁目赤，口靡舌碎，是热浮于上，重用桂附龙磁，造成下部充血，名曰引火归元。飧泄无度，困惫不堪，俗称清气下陷，医予升柴葛根升发脾阳，名曰风能胜湿，这些冷僻古怪的术语，都是在客观实践中创造出来的。

正治不已则从治，从治不已则求其属以衰之，这种方法，本来是在无可奈何的情况下发展出来的。中医面对冷酷现实，试用种种的方法，以求一逞。一次再次的应手，于是创立了新的法则。为了要说明这些事实，不得不架空凿虚地制造出许多美丽的术语，例如"导龙入海"、"釜底抽薪"、"逆流挽舟"、"烘云托月"等。这种种适应现实的抽象术语，在当初的确有客观事实作依据的。因为后人的歪曲附会，刻意渲染，把中医的面貌弄得过分神秘玄妙了。因此有人肯定中医是玄学，说它是没有研究价值的烂东西。有人却欣赏中医的优美的艺术，赞叹中医用药的灵活巧妙。有些人，因为中医学说的词句太艰涩难解了，因此打消了向中医探索真理的勇气。有些人因为亲眼看到中医运用这一套理论，果然有良好的收获，大都带有或多或少的主观成分。我们固然不能夸奖中医的成就，也不必将古人的经验弃如敝屣。我们应该批判地分析它的本质，看它到底有多少应用价值。

缓和痛苦

疾病是痛苦的，当疾病原因还没有找到，而主诉痛苦却很强烈时，放在医生面前的任务，首先要做到如何缓解病人的痛苦。这个任务，不管做得够不够，或是仅仅做到一部分，对病人来讲，它总是一种收获。为了讨好病家，为了适应需要，职业中医，绝大部分喜欢采取这一套手段。他们刻意搜求解除症状的专药，来缓和病人主诉的痛苦。这种方法，就是今人所谓对证疗法。

对症疗法示意图：

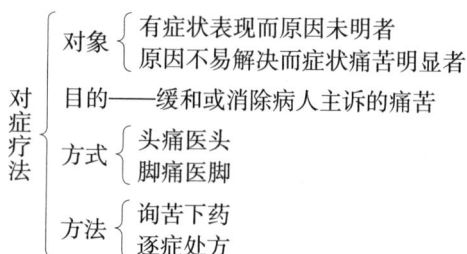

对症疗法 {
  对象 { 有症状表现而原因未明者
         原因不易解决而症状痛苦明显者
  目的——缓和或消除病人主诉的痛苦
  方式 { 头痛医头
         脚痛医脚
  方法 { 询苦下药
         逐症处方
}

中医学术的使用，有数千年历史，它的经验丰富，是肯定的。各式各样的经验当中，对症发药的经验尤其突出。我们在从师学习临症时，老师讲的就是某症应用某药，某药可治某症。翻翻本草，也是讲某药主治某症，某症应用某药。医方调剂上，也是说见某症加某药，或去某药。我们知道任何一个"桂花郎中"，都有几张对症的经验方。每一个医生，治病越多，经验越多，开业越久，认识越深。书籍的记录、口头的传说，许多许多的积累经验，充实了中医的内容。同样讲止痛，在经验上分别得出哪些药统治一切痛，哪些药却是有选择性的。譬如某些药治头痛，某药治偏头痛，某药治额痛，某药治颠顶痛。这里意味着哪些药是作用于全部，哪些药只起作用于局部，哪些药只是适应哪些地方，哪些药在某一区域、某些组织有特别的亲和力。再说退热药，经验告诉我们，有解肌退热药，有清凉退热药，有专治有汗之骨蒸药，有专治无汗的潮热药。从这里也可以推想到，哪些药作用于协助放温，哪些药是作用于抑制生温，哪些药是作用于汗腺，哪些药是作用于体表的血管神经。

当然，当然！一般的"江湖药生"，只知道询苦下药，只知道某药治某症有效，某症用某药有什么反应，他们根本不了解疾病发生的原因，更谈不到用药何以会有效。他们只知道掌握"达药"（唤得应，拿得稳的药物）解除存在的症状，取得病人一时的轻快。他们所期望的目的已经达到了。这种疗法，当然不会见重于"上工大师"，但我们不能苛责这辈医生，因为他们不是学者。

现今政府号召我们，要总结验方，要收集验方。其实方出于药，与其研究"验方"，不如发掘"达药"①，因为达药简单，研究比较方便，成功的希望比较大。我们不应当轻视使用达药的对症疗法，我们应当扪心自问：我们自己的肚子里，有多少达药？

方法论总结

如前所述，中医认识事物的方法，有唯心顿悟的方式，有即物推理的方式。有些方法侧重理论，脱离现实；有些方法，只可实践，缺少说明。总的来讲、中医的方法论，哲学的气味还不算十分浓厚。因为方法本身，虽然是一种理论，但这种理论，是要付诸实践的，所以尽管形式上依然存在着浓厚的玄学色彩，但本质上已经不是完全空谈，我们可以在中医治疗方法上获得证实。

中医的治疗方法，大致分安内攘外两方面。安内采取本

---

① "达药"两字，出南齐褚氏遗书，见《图书集成医部全录》总论——编者注

体疗法，攘外采取祛邪疗法。本体疗法有四个内容：①增加资能；②排除障碍；③调节偏胜；④缓和痛苦。这些都是针对"人"的一方面。祛邪疗法分两个内容：第一是直接消灭邪毒；第二是间接驱逐邪毒。第一种包含了杀有形之虫，解无名之毒，第二种包括了表、散、宣、发、攻、荡、渗、利，八种排邪方法，这些都是针对"病"的一方面。

治疗大纲，除了对"人"、对"病"两大原则之外，还有一个主要成分，就是医生本人。

国外有句谚语："一个优秀的医生，他必须具备三件法宝：刀、药、言语。"内科的用药，外科的开刀，大家都知道这是医生份内的事，医生的语言，可以在医疗上起重大的作用，能够注意到这一点意义的人，就比较少了。

中医治疗疾病，一向讲究道术并重，"道"是处理实际医疗上的功夫，"术"是揣摩病人心理上的功夫。"道无术不行，术无道不久"说明医疗技术与精神掌握，是不可偏废的。医书上说："粗工治形、上工守神""以药治病，是曰下医。"说明有些疾病，不单单是用药攻治有形，就能完成任务的。为了辅助药石治疗之不足，因此有精神疗法的应用。

精神疗法示意图：

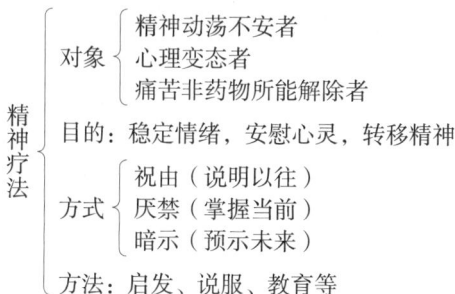

精神疗法
- 对象
  - 精神动荡不安者
  - 心理变态者
  - 痛苦非药物所能解除者
- 目的：稳定情绪，安慰心灵，转移精神
- 方式
  - 祝由（说明以往）
  - 厌禁（掌握当前）
  - 暗示（预示未来）
- 方法：启发、说服、教育等

古时医药未臻发达，精神治疗在巫医的形式下是发挥过作用的。今时专讲对症发药，对于安慰功夫，已是多半遗忘了。在总结方法论的时候，此乃值得一提。

中国有句老话："一句话使人笑，一句话使人跳"，说明言语对于精神是有影响的。"闻惊失箸""谈虎色变"，事实也说明言语是一种有力的刺激工具。伟大的生理学家巴甫洛夫告诉我们："语言（态度、姿势、动作、表情，当然也能同样起作用）是人类强有力的刺激，它可以形成内脏反射的条件，是人类独有的第二信号系统。"语言的影响，可使不致病的因子，变为致病的因子，致病的因子变为不致病的因子，这是值得警惕的事！

每个医务工作者，他如果想更好地为人民服务，就必须在照例强调"对病"、"对人"实施种种方法外，还须强调"对自己"的态度。我们必须知道"疾病"、"病人"、"医生"是三位一体的，我们必须保证做到"言语无菌性"。然后你的技能，你所实施的种种方法，才能得到更好的发展，更好的表现。

论理法方药的整体性

50 年代初，曾有人对祖国医学提出"废医存药"的论调。为了捍卫祖国医学的不被解体，当时在中国中医研究院任编审的陈苏生先生，曾从理法方药的整体性角度出发，连续发表了四篇文章，即"中医的基本理论—阴阳""中医的治疗法则""中医的方剂组成""中医的药物应用"简称理、法、方、药来表明四者的统一性。后因故未能再作探讨。

当前，由于党和国家对中医工作的重视，一系列的中医政策保证了中医事业的迅猛发展。各级中医机构，特别是基层中医临床基地如雨后春笋般遍布祖国大地。然而，中医究竟应该沿着怎样的道路发展，此仍是摆在人们面前的一个值得认真思索的、也是亟待解决的问题。当然，中医需要现代化，需要用现代科研方法和手段去挖掘、整理和提高，这毋庸置疑。但先生认为，时至今天，在研究中医药发展的同时，重提理法方药的整体性仍然很有必要。

理法方药的整体性是保持中医药体系之完整性的需要

中医在漫长的发展过程中，逐步形成了自己的学术体系，这个体系主要由理、法、方、药四个方面有机组合而成。

理是基本理论。

法是治疗法则。

方是方剂组成。

药是药物应用。

四者是不可分割的整体。理中有法，法中有理，理法的本身，又原本就是运用方药治疗疾病之临床实践的反映，然而它又倒过来指导方与药的实践。因此，要研究中医，使中医事业得以进一步发展，就必须统观全局。如果只重方药，不问理法，硬把理法与方药割裂开来，是不全面的，也势必使整个祖国医学体系濒临解体。

当然，不能否认中医也有一方一药的研究，有时"单方一味，气死名医"，但这毕竟是经验的反映，不能显示中医治病的规律和对疾病认识的全貌。先生与其师祝味菊先生在《伤寒质难》中，把它称为"效在于药"。实际上，中医治病除了方药，还有理论依据和治疗法则。如黄连止泻，这是一千年以前的经验方，但泻有寒热虚实之分及兼症之不同，如果都用黄连，效果就不好。早在宋代，寇宗奭就指出："今人多用黄连治痢，盖执以苦燥之义，亦有但见肠虚渗泄，微似有血便即用之，又不顾寒热多少，惟欲尽剂，由是多致危困。若气实初病，热多血痢，服之便止，不必尽剂，若虚而冷者，慎勿轻用。"因此，必须在理论指导下，制定恰当治疗法则，结合有特殊疗效的方药，才能取得更好的疗效，这就是"效在于法"。如果把中医研究单纯地局限于方药，就好比说"宰牛者是刀，而不是屠夫"了。诚然，从杀死牛的角度说，只要有刀，有力气，仍何人只要肯干，肯定办得到，然而不掌握部位、深浅，必将事倍而功半。而若以方药治病，不在理法的指导下根据症情的轻重、病位的浅深、体质的强弱、病邪的性质以及时令的变化去灵活运用，而只是凭着黄连止痢、大黄通便的功能而去用药，那就不仅仅是否能保持中医药体系的完整性问题，或是事倍功半和事半功倍的问题了。

理法方药的整体性是发展中医理论、提高临床疗效和扩展药物效能的需要

中医理论，不仅是指几部经典著作，还包括历代医家的论述，并且仍在不断地发展和完善。

中医理论不是一成不变的，而是在长期的医疗实践中逐步形成和不断发展的。例如中风，唐代以前医家多以"虚中外风"立论，所以其治则和方药，都有祛风和扶正相兼的特点。宋元开始提出"内因说"。刘河间认为是"心火暴甚"，李东垣认为是"本气自虚"，朱丹溪则提出"湿土生痰"，增加了滋阴清热、益气化痰等方法。清代王清任从气血理论着手，认为是气虚造成血瘀，故用益气活血法，发明了"补阳还五汤"，重用黄芪，益气行血。晚清张伯龙、张寿颐等人，则根据《内经》"血之与气并走于上，则为大厥"的论述，结合西医知识，提出"气血交并于上，冲激脑气筋"之说，其治则强调"平肝潜阳，豁痰开窍"。随着后世理论的发展，历代医家研制和阐述体现自己学术思想的方剂和药物，使之形成一个完整的体系。金元四大家就是典型的例子。

刘河间在《素问》病机十九条的启示下，提出"六气皆能化火"之说，改变了当时喜用温燥药的习惯，根据祛风泻火、清热燥湿等治则，创用天水散、凉膈散等以寒凉为主的方剂，形成寒凉学派。

张从正根据"先论攻邪，邪去而元气自复"提出"汗、吐、下"祛邪三法，开拓了临床思路，丰富了有关方药的临床应用。

李东垣以升降为枢纽，进一步发展了脾胃学说，并研制了补中益气汤、升阳散火汤等与其理论相一体的方剂，丰富了黄芪、升麻、柴胡、葛根等药物的临床应用。

朱丹溪以"阳常有余，阴常不足"立论，以滋阴降火为原则，加深了后世对黄柏、知母、山栀、黄芩、黄连等药的认识，被称为"滋阴派"。

上述四位医家从各个不同方面充实和发展了中医学术思想以及方剂药物的应用。就以药物研究为主的李时珍来说，《本草纲目》中也收集了大量方剂，并有许多组方用药的法则和理论。因此，可以这样认为：越是高明的医家，其理法方药的整体思维就越强，其临床疗效也就越显著。

理法方药的整体性表明了中医区别于其他医学的特点
先生认为，中医的优势与特点有许多方面，但十分重要的一条，就是理法方药的整体性。因为，中医理法方药的整体性使临床的原则性与灵活性高度结合，能够充分发挥医生的主观能动作用。

同样一个感冒病人，地处干燥的北方和地卑多湿的南方、年轻体壮与年迈体弱、有其他兼病和没有兼病，所处方药必须有所不同。但是，都符合中医理法方药的要求，都能把病治好，这就是灵活性。但是不管哪一种情况，有一个原则是必须共同遵守的，这就是都要"解表"，"解表"就体现了规律性。这五种原则性与灵活性的高度结合，就体现了中医理法方药整体性的特点和优越性。

中医目前正处于一个变革时期，面临着继往和开来两大任务。各种研究和设想，活跃了中医的学术气氛，但也带来了一些困惑。例如某些研究是否会改变中医的性质？在众多的方法中如何选择重点？那一条途径对中医今后的发展最为有利？先生认为，不管是什么途径，作为一门医学总是离不开临床。因此，只有把提高临床疗效作为基点，逐步形成新的理法方药体系来推动整个中医学术的发展，才能使中医具有新的生命力，才能使中医不失自己的本色。

五行平议

五行学说的来源

五行为金、木、水、火、土五种物质。这五种物质，在远古时代就受到先民的重视。文献上有此记载，夏禹曾经提出"水、火、金、木、土、谷"六件事，并且指出应当大力修治。这六件事里面，就包含"五行"在内，说明五行的本身，原是"重目验而切实用"的东西，也是人民日常生活所接触到的东西，这里面并没有什么神秘的气味。

考据家告诉我们："阴阳发源于《周易》[①]，五行早见于《尚书》[②]。阴阳五行的学说，本来是我国古代殷、周两个不同氏族的私有文化。自从殷人箕子公开为周人传说五行之后，这两种学说，才开始融合起来。不过，洪范所说的五行，只谈到五行，并没有谈到"生克"关系，他只是把五行的实质扩大，而以物德为训（水象征润下，火象征炎上，木象征曲直，金象征从革，土象征稼穑），这比原始的"五行""六事"[③]，就抽象化了。

可以引证，最早言五行相胜关系，当以墨子为首。墨子《经下》与《经说下》说：

经……五行，母常胜，说在宜。（母作毋，宜作多）

说……五，合水土火，火离然，火烁金，火多心，金靡炭，金多也，合之府水，木离木。（合作金，脱木字）

---

① 阴阳起源于《周易》，《周易》一书虽然没有阴阳这个名词，但是，构成八卦基础的两个主要卦——乾卦和坤卦，就是天地阴阳的象征。乾为天，属阳；坤为地，属阴。它表示天地、阴阳孕育着万物，所以一般认为阴阳的哲学概念来源于《周易》。

② 五行早见于《尚书》，即下文殷人箕子为周人传说的《洪范·九畴》。

③ "六事"最早见于《尚书·大禹谟》云："德唯善政，政在养民，水火金木土谷惟修，亦称"六府"。《左传·父七年》："水火金木土谷，谓之六府。"最初五行的含义是指五种日常生活必需品，故亦称"五材"，是古代朴素唯物观的反映。行者，动也。即认为这五种物质处于相互联系，不断运动变化之中，这一观念的产生，使五行具备了哲理的意义。

189

墨子《经说下》，文字多错乱晦涩，然五行相胜之义，则灼然可见。但墨子固非专论五行生克者，当其时，论及五行者亦不仅墨子一人，子思、孟轲就曾受到这种影响（见《荀子》）。

一般公认，五行学说的发展，是战国末叶邹衍所完成的。他运用"五行相胜"的原理，建立了迎合当时社会心理要求的"五德终始"①说。他主张五德转移，治各有宜。说明王朝隆替的必然性，说明封建统治，不是永恒不变的，这种思想，原是有其积极的意义。后人根据这种原理，推而广之，演变而为唯心的"谶纬"②学说，这是后人的错误，邹衍固不任其咎。

五行学说的内容

五行学说，最早见于祖国医学方面，当推《黄帝内经》。《黄帝内经》这部书，原是一部时代文化的综合产物。时代文化反映到医学上面，乃是一种不可避免的趋势。如所周知，阴阳五行学说，在秦汉时期，正是最最风靡动人，五行学说的渗透到医学里，亦然是一种很自然的事。

我们知道，任何一种新创的学说，总得要有相当的术语

---

① 五德终始，亦称"五德转移"，邹衍用五行的相生相克的终而复始的循环变化来说明王朝兴替的原因，如夏、商、周三个朝代的递嬗，就是火（周）克金（商），金克木（夏）的结果。

② "谶纬"，汉代流行的宗教迷信。"谶"是巫师或方士制作的一种隐语或预言，作为吉凶的符验或征兆。"纬"对"经"而言，是方士化的儒生编集起来附会儒家经典的各种著作。其起源于古代河图洛书的神话传说。西汉后期，得到封建统治阶级的支持，主要把自然界某些偶然现象神秘化，看作社会安危的决定原因，为封建统治说教，东汉末期逐渐衰微，至隋炀帝时正式禁毁。

来说明之。如果没有适当的创制名词，或者因为新名词的贫困晦涩，不易为群众所了解时，我们的祖先，每每迳自利用旧有的"成句"加以新的发挥，这样一来，就比较容易亲切近人。《黄帝内经》的承袭阴阳五行学说，事实上就是这一种变革内容的发挥。

一仍其旧，《内经》所谈五行，在名词上亦为"金、木、水、火、土"五种物质。在应用上则是指五种特性而言，根据五行特性的表现，《内经》把五行学说更广泛地应用到一切现实的事物方面去。于是一切曲直动摇的现象，皆属于木；一切炎上灼热的现象，皆属于火；一切寒冽润下的现象，皆属于水；一切坚固锋利的现象，皆属于金；一切浑厚稳定的现象，皆属于土。由此演绎：春天草木萌动其征为木；夏日炎暑逼人，其征为火；长夏郁蒸潮湿，其征为土；秋天果实摇落，其征为金；冬令冰雪凝寒，其征为水。它把客观现象与五行属性，牢牢地结合起来，于是"春木、夏火、秋金、冬水、长夏湿土"变成了固定的名称，在人体上就结合了五脏的形态，把它变成"肺金、心火、肝木、脾土、肾水"等含有性能现象的名词。这些名词的联系，原是从长期体验中得来的。

五行学说的应用

如前所述，五行学说的应用，其原始动机，无非想借此说明事物的道理。医学的范围，本来是很广泛的。有许多问题，单用"阴阳二分法"来解释，或者不够圆满，或者简直不能解释。五行学说则接触的面比较广，所讲的路子比较宽，有许多一时讲不通的道理，每每可以用五行生克的因素，辗转寻得解答的方案。这原是为了应用上的需要。不容否认，这种推理方法，在当初解决问题时，的确起了相应的说明作用（假如五行学说，在当时不能起相应的说明作用，这种学说早就不会吸收进医学里来了）。

可以理解，五行学说，在《黄帝内经》自有其重要的思想地位，它不但和"阴阳学说"起了互为作用，而且更有力更深刻地反映了客观事物的复杂性与联系性。

如果我们涮去它的消极一面，尽可以看到隐藏在消极的反面，另有其积极的一面，应该承认"阴阳二分法"仅能从相对方面，提出思辩的论据，而"五行生克"的推理，却可以从多方面取得联系，说明了更多更复杂的现象

近人杨则民在《内经之哲学》中说："五行顺次则相生，为生长发展之义，逆次则相克，为矛盾破坏之义，五行既相互生又相克，有彼此关联之义，五行中亦分阴阳，隐然有对立之义，五行中有生有克，就包含了否定扬弃之义，凡此皆辩证之含义。"他认为《内经》之最高理论，本自不误，误在先民滥取材料，以为论证，此则时代限之也。"可谓持平之论。

五行生克的规律，举例如次：

（1）五行"金、水、木、火、土"顺次则相生。如以五脏配五行，就说明脏器与脏器之间，自有其互相配和的关系。

金生水，水生木，木生火，火生土，土生金，金又生水，如此循环生化，无有尽时。

（2）五行"金、木、土、水、火"逆次则相克。如以五行配五脏，就说明脏器与脏器之间，自有其互相制约的关系。

金克木，木克土，土克水，水克火，火克金，金又克

木，如此循环制约，亦无有尽时。

（3）五行既相生，又相克。如以五行配五脏，就说明脏器与脏器之间，无不相孳乳，亦无不相戕害，也说明人体内在的平衡，是建筑在既斗争而又统一的协调基础上。

金克木，火克金，金生水，土生金，五行互相生化，又互相制约，制则生化，化中有制，有化有制，亦制亦化，乃保平衡。

（4）五行中任何一行，都有母、子、主、仆四方面的关联（即包括生我，我生的"母子关系"，克我、我克的"主仆关系"）。以五行配五脏，就说明任何脏器的病变，必然会牵涉周围有关的脏器，这是一种机动的、发展的、联系的观点，和静止的、不变的、孤立的"形而上学"毫无共同之处。

以木为例（木在脏为肝）：

木生火（木为火母）这是我生关系。

水生木（木为水子）这是生我关系。

木克土（木为土主）这是我克关系。

金克木（木为金仆）这是克我关系。

以"金、木、水、火、土"配五脏，就说明了任何一个脏器的本身其病变的影响，必然会影响到别脏的安宁。因此，建立了医疗上的"整体观点"，说明了治病必须全面看问题。这就扩大了医疗上的视野和范畴。

（5）五行生克关系，是相对否定的，是相互孳乳的。因为我克之子，即是克我之敌，我生之亲，每能代我御侮。为了要保持平衡，必须保持这项微妙的均势。

譬如金能克木，克木太甚，则木之子火，亦将起而刑金，所谓"子复母仇"是也，正因为被否定的对象，其内部亦含有反否定的因素，于是金能克木，而不敢克木，因此，造成了"互不侵犯"的局面。

又如金能生水，是"母来顾子"之意，金之生水，对自己说来，火是一种负担，但是水气之旺盛，其反面即是火气之被抑，水旺火衰，金就没有被克之忧，因此，造成了"和平共处"的局面。

按照这一种逻辑，说明任何脏器的功能，切忌过于亢进，因为他所制造出来的灾害，最后还是他自己的灾害。《内经》所谓"侮反受邪，侮而受邪，寡于畏也"。只有五脏互相孳乳，互相支援，才能保证没有偏胜之患，才能保证"和平共处"，说明"五脏协调"，是安定人体内在环境的重要因素。

（6）五行是发展的，是变动不居的。如以五行配五脏，就说明病变的趋势，有其发展的一面，亦有其衰落的一面，根据这种病理的消长，在医疗上就产生了"隔一隔二"的疗法和"预防为主"的思想。

以肝木为例：

肝属木，其临床特征为神经系病状。土属脾，亦属胃，其临床特征多见消化系症状。当神经兴奋紧张或抑郁不舒的时候，每每可以见到消化障碍的现象，中医认为是"肝旺侮脾"，经常用"木旺克土"的道理来解释这一个客观的事实。因此，在医疗上就产生"脾病由于肝旺，扶土必先抑木"的想法，这就是"脾病治肝"的疗法。

很多很多的神经质病人，他的"肝经火旺"（神经紧张）乃是属于虚性兴奋，这种神经兴奋异常的原因，主要是由于某种内分泌不调或因营养不良所致。中医说是肾虚肝阳妄动，主张滋阴柔肝，在医疗上就产生"木旺由于水亏，滋阴可以柔肝"的想法。通过这一个滋阴柔肝的远距离治疗，间接达到精神愉快营养佳良的目标。通过精神的愉快，也就能恢复了消化的功能。医哲张仲景在《金匮要略》上，第一篇就告诫人们要见机知变，说"见肝之病，知肝传脾，当先实脾"，说明"预安未受邪之地"，是医疗工作者所应当注意的重要内容，后人明明知道，五行生克的预测性，只是一种概然性的启示，当真按照五行生克的教条去推算病变，基本上是难能吻合事实的。只有遇到吻合事实时，才能用到五行来解释。张仲景的偶一提到五行，而不为五行所囿，这才是善于运用五行学说者。

　　总而言之，五行学说的本身，只是一种推理的工具，其本身，由于时代的限制，自有其落后的一面，也有其积极的一面。掌握运用的关键问题，在于使用工具的人，并不在于工具本身。不了解工具而埋怨工具的不应手，是不知工具者，工具不任其咎。当然，工具也应该是发展的，永远株守老工具而不求改进，也是不正确的。

五行学说的本质

　　如前所述，五行学说，原是一种说理的工具。此项说理工具的发展，由简单而到繁复，由具体而到抽象。它的涵义，每因运用工具者的思想方法不同，而变更其具体的内容。

　　《尚书·甘誓》云"有扈氏威侮五行，怠弃三正"，这是五行二字，首先出现在经典上的记载，其次是《洪范》。《洪范·九畴》，第一畴就是五行，它的原文说："唯十有三祀，王访于箕子……箕子乃言曰：在昔，鲧堙洪水，汩陈其五行，帝乃震怒，不畀洪范九畴，彝伦攸叙，鲧则殛死，禹乃嗣兴，天乃锡禹洪范九畴，彝伦攸叙。"这里可以体会，《尚书·甘誓》和《洪范·九畴》所提的五行，都是人民生活不可缺少的物质基础。它的叙述实事（如殛鲧兴禹等事）亦仅是一种政治性的记录，后人因为《洪范·九畴》标志五行，于是言五行者辄联想到《洪范·九畴》，其实《洪范》所说五行，乃指实有的东西，并无神秘可言，也可以说，完全是朴素唯物的。

历史告诉我们，有许多朴实无华的先民知识，一旦到了理论家手里，就变为他们的说理工具了。事实亦然如此，五行名词的被利用为推理根据，早在"托古"思想的风气下，广泛地传播开了。邹衍的"五德终始"说，就是这种五行学说的推广。

《史记》有此记载："邹衍睹有国者益淫侈，不能尚德，……乃作终始大圣之篇十余万言，其语闳大不经。必先验小物，推而广之，至于无垠"，说明五行学说，到了邹衍的手里，已经把当时熟悉的唯物名词，作为他唯心类推法的工具了。

为了讽刺当世，为了鼓励"尚德"，以五行流转，转化而为五德终始之说，这原是一种根据已有的知识以推测未来的方法，在当时的客观情况下，这种推理方法，在某些现实问题上，曾经起了一定程度的积极作用。但是他那漫无原则的类推方法，消极地使人们走向主观唯心的陷阱，也起了脱离实际的反作用。

《荀子》非十二子篇，在非难子思、孟子时，就明白揭发五行学说的错误。它说："案往旧造说，谓之五行，甚僻远而无类。幽隐而无说，闭约而无解。"这种思想发表在"百家争鸣"的潮流中，可以说是非常尖锐的。

历史证明，在封建文化统治下，"百家争鸣"的结果，唯心思想的发展条件总是比较优越些的。五行学说到了战国末期，已经进一步变成更有组织、更有系统的"烦琐哲学"。《吕氏春秋·十二览》说："孟春三月……其日甲乙，其帝太皞，其神句芒，其虫鳞，其音角，其味酸，其臭膻，其祀户，祭先脾。……"这种笔调语气，绝似《黄帝内经》，它把宇宙一切存在，包罗万象地加以排比配合，即如四季、六律、十天干等现在名词，在数字方面，一时不能分配五行者，亦必强求凑合以为用（如四季配五行则增一长夏），这种烦琐引伸的风气，在封建文化更形巩固的时候，又有长足的进展。西汉董仲舒的《春秋繁露》，侈谈五行，可谓集五行伪说的大成。它把五行的推理方法作为谶纬学说的依据。毫无疑问，这种带有神秘色彩的诡辩方法，完全脱离了客观存在的物质基础，对社会文化不但没有什么推进的积极作用，相反地起了"迷惑人心"的不良影响。

前已言之，医学是时代文化的综合产物，时代文化的反映在医学方面是一种不可抗拒的形势。不容讳言，祖国医学受到这种思想的影响是相当严重的。但是医学毕竟是以实践为主，医学上所采取的应用名词和哲学上的论辩名词，尽管字面相同，在本质上却是大有差异的。

正因为一切医学上理论都是为实践服务，所以任何在实践上不起说明作用的名词，不能长期存在。正因为五行学说在某一角度上，可以帮助或补充原有说理工具之不足，所以到现在为止，仍有人在继续使用它。譬如"肝胃气"这一种病（神经性胃病）在临床上常常遇到的，这种病就不能以"阴阳二分法"来做分类解释，它既不是阴亏阳虚，又不属表里寒热，如果以肝木犯胃的说法来引证就恰恰合式。如所周知，一切古来成语，一旦为人民共同所了解时，就变成实际应用的东西。伤寒、霍乱这两种病，在名词上，前一种是标志病因（伤于寒），后一种是标志病状（挥霍撩乱），但今之学者，已经不把它当作病因、病状而把它当作病名了。肝胃气是旧的病名，木旺克土是旧的解释，治之而有效，于是病名也成立了，到现在为止，不论中西医，差不多都已知道"肝胃气"，这是与情绪有关的消化器病了。不容分辩，一种病的存在，就有客观存在的物质基础。说明这种存在的解说，可以利用古有的成语来解释，当然亦可以更好地用现代知识来解释。但是这种说明工具，并不等于空想哲学上的抽象名词，因为它们的本质是不同的。

五行学说的存废问题

五行学说，在祖国医学历史上，是一个比较突出的部分。在古代医学的经典里，到处可以发现浓厚的五行说法。由于"尊古"思想的影响，五行学说，从《黄帝内经》以还，始终优容地被保留在祖国医学领域里，而且贯穿在整个医学理论中，成为中医理论里经常遇到的思想体系。

唯物主义者和唯心主义者，都曾利用这个"间架"形式，填进自己的思想内容，都曾利用它作为宣传解释的工具。后之议"五行"者，因为各人的观点不同，所采取的态度也不同，有的主张废弃五行，打倒五行，有的主张暂时保留，逐步研究。这两种思想斗争，向来就是无法统一的矛盾。

如所周知，五行学说的应用，原是古代哲学思想在医学上的反映。无神论者，掌握了这个利器，光荣地结束了神权统治的局面，击败了当时流行的宗教迷信思想，把它结合到自然科学的实践基础上，创立了朴素的唯物主义世界观，这是对的。但是这种胜利的果实，立刻被唯心主义者掠夺过去，把它当作宣传自己思想体系的工具。这样的思想同样也反映到实践应用的医学里去，因此产生了既有积极一面，又有消极一面的"暧昧学说"（一种是把五行学说，当作解释现实事物的工具，一种是据此类推，作为演绎万有的"法宝"）。中国古典医学《黄帝内经》里，就包含了这两种不同本质的内容。

可以体会，五行学说的引伸在医学方面，其所起的作用是不同的，譬如以五行引伸五脏，就说明五脏不仅是形态学上的一个单位，同时亦是一个机能上的单位，这是非常有意义的。用五行物质的存在，来解释人体物质的多样性，以五行的相互关系，来阐明人体内在的联系性，从而充实医学原理的内容，也是有积极意义的。我们可以承认这种朴素的辩证法，其最低限度，已经完成了它的历史任务，发挥了它应有的积极作用。

平心而论，五行学说之成为中国医学方面的特殊理论体系，是不容否认的。它的思想方法，具体贯彻在病理诊断和治疗等方面的基本原则上，是起了相应的说明作用的（当然也有阻碍进步的反作用存在），马列主义教导我们，认识一切现象要在其发展过程中去认识，要从历史上去认识。昔日持以为用的古典哲学，必然有其不成熟和错误的一面，也必然有其隐蔽着的真理一面。因此一切片面的肯定或否定都是不正确的。我们知道社会总是向前发展的，说理工具的被应用，可以因人因时而变异其内容的。在昔有唯心名家董仲舒借阴阳五行学说大谈其"天人相应"之理。又有唯物论者王充，同样用"阴气阳气"的名词，来否定董仲舒的感应论。

近人梁任公认为"阴阳五行是二千年来迷信之大本营",而其徒吕思勉就不同意此说,他认为迷信之说,必有所附,有阴阳五行则附于阴阳五行,无阴阳五行,彼又将转附(俱见《古史辨》五册)。

任继愈在历史研究里也说:"根据阴阳五行的学说来说明人类生理现象、心理现象、疾病现象,它是朴素的唯物主义的观点。但是哲学上的唯物主义,固然用阴阳五行学说来说明世界万物的根源,而唯心主义,也利用这阴阳五行的'间架',充填上神秘主义的内容。"具体说明阴阳五行仅是一种说理工具,工具是无罪的,"当存当废"的关键在于人。人应该是发展的,应该是求进步的。批判唯心主义,建设有科学根据的物质基础,其关键问题也在于人。

【按】本文作于1957年,文题"五行平议"之"平",为平心静气之义。乃因中医界当时对祖国医学中五行学说的存废各执一端。而先生认为当历史地、客观地、全面地分析,故曰"平议"。

全文给人以下思索,就是五行学说在中医理论的形成和发展中,发挥了它应有的积极作用,同时也有一定局限性。如果有可能,随着时代的发展,人们可以设法寻求一种更科学、更合理的方法来发展或者取代它。这种发展或取代,取决于人们的努力程度和努力的结果。

年谱

1909 年 3 月 26 日　生于苏州，因母死而复苏，故名苏生。
父陈嘉祯，母石惠芳。

1916 年　常州安家舍小学上学。

1923 年　母亡，随姨父住上海闵行镇，并继续上学。

1925 年　拜沈仲芳为师，同学有沈小芳（即沈师之子）、吴
根林。

1929 年　回常州尤墅村创办小学，自任教员兼带行医。

1931 年　拜钟符卿为师。

1932 年　迁尚贤坊。8 月参加上海市卫生局开业考试，获第
一名，9 月正式开业，参加上海市国医公会。

1933 年　获上海法租界卫生局医士登记执照。

1935 年 7 月 15 日　被中央国医馆委任为上海市国医分馆董
事会董事。

1936 年 10 月 1 日　被聘为上海法政学院校医。

1937 年 7 月 14 日　被聘为财政部盐务总局医官。

1938 年 9 月 30 日　被聘为松江盐务管理局中医顾问。

1940 年　被聘为上海滨海中学校医。

1942 年 8 月　拜祝味菊为师，被聘为霞飞区医药顾问。8 月
　　　　　7 日被聘为南海企业股份公司特约医师。

1943 年 2 月　被聘为国立交通大学名誉校医。3 月 11 日被
　　　　　聘为上海大同大学名誉校医。

1943 年 6 月 28 日　被聘为中国瓷业银行常年医师。

1944 年 2 月　被聘为中华联合电影有限公司共荣会特约
　　　　　医师。

1944 年　被聘为海军部水路测量局名誉医官。被聘为上海
　　　　　特别市社会福利局医药顾问。

1946 年 11 月 21 日　被聘为上海市地政局医师。

1947 年 3 月　参加考试院医师考试及格。7 月被聘为上海神
　　　　　州医学会编辑委员会副主任。被聘为上海济世日
　　　　　报社医药编译委员会特约撰述委员。10 月获卫生
　　　　　部中医证书。11 月 20 日被聘为上海市教育局医药
　　　　　顾问。

1948 年　参加中西医药研究社。

1949 年 4 月 24 日　被聘为大同大学特约校医，参加上海
　　　　　中医师公会。12 月被聘为天山工业股份公司特约
　　　　　医师。

1950 年　参加嵩山区医务工作者协会，任执行委员兼秘书
　　　　　主任、嵩山区中医师分会第一届执行委员兼秘书。
　　　　　被聘为佛教青年会福利事业委员会委员，理事会
　　　　　理事。6 月 1 日被聘为义务诊疗所主任医师，又聘
　　　　　为康乐部副主任。被聘为上海市食品工业第一分
　　　　　会特约医师。

1951 年　进同德医学院中医进修班进修。任嵩山区医务工作者协会执委、秘书，中医师公会福利委员会委员兼中医师公会嵩山区分会第七学习小组组长。

1952 年 2 月　任佛教青年会福利部副部长。

1953 年 2 月　任上海市第五中医进修班中医学教授。5 月被推举为上海市中医学会内科学会秘书长。11 月参加市中医协会嵩山区第二联合诊所，并任该区轻工业公会特约医师。

1954 年 3 月　任上海市中医师温课班《金匮》《诊断》讲师，选任上海市中医内科学会执行委员、嵩山区第二联合诊所所长、华东暨上海市中医代表会议代表。

1955 年 2 月　任上海市肺结核防治院中医师，上海市政协学习委员会医务界委员兼第一组组长。5 月任上海中医杂志编辑委员会委员。9 月正式参加北京卫生部中医研究院工作，担任西医学习中医研究班《内经》《金匮》教授，兼任卫生部协和北大中医研究院在职学习班教授。11 月任全国中医学术研究委员会委员。12 月提名列席中国农工民主党六届二中全会代表。

1956 年 1 月　任中华医学会妇产科杂志编委会委员、北京中医杂志赠特约编审。2 月任福州中医杂志特约编审、北京市中医进修学校中医研究所特邀讲师。8 月任广东省中医药研究委员会特约撰稿人、中国农工民主党前进报编辑、中华医学会总会全国委员会委员兼总会妇科委员会常务委员、中国农工民主党北京市委员会中医研究院支部组织委员。10 月任北京市科技普及协会中医内科审稿人。12

月为北京市政协第一届委员会第二次全体会议列
席代表。

1957 年 5 月　任中华医学会全国节育技术指导委员会副主
任委员。12 月调研究院图书馆。

1958 年 2 月　接受降级降薪，留用察看。

1959 年 2 月　调回编审室担任答复国内外人民来信工作。7
月下放居庸关劳动。

1960 年 12 月　从居庸关调回研究院。

1961 年 3 月　下放新疆，月底抵达乌鲁木齐市。4 月 6 日正
式参加新疆维吾尔自治区中医院工作，（临床治疗
及讲课）。7 月 1 日向党献礼，献古版医书 22 册。9
月 29 日全院大会宣布恢复正常工作，参加高干会
诊。11 月在新疆维吾尔自治区卫生厅主办的夜大学
任教中医课。嗣后直至"文革"期间，专心看病及
带徒传授中医，从未参加派系，故未受冲击。

1973 年 10 月 31 日　因积劳成疾，突然吐血昏倒在门诊。11
月以胃癌待查回沪治疗。

1974 年　确诊为食道裂孔疝，打报告申请退休。

1975 年 5 月　新疆维吾尔自治区中医院同意退休。

1976 年　户口迁回上海。

1977 年 6 月　应卢湾区卫生局之聘，任卢湾区中心医院中
医顾问、市第一结核病医院中医顾问。

1981 年　被聘为上海市中医文献馆馆员、被聘为上海市中
医学院专家委员会委员。

1990 年　经国家人事部、卫生部、中医药管理局确认为全
国第一批老中医专家。

1999 年 1 月 14 日　因病去世，享年 90 岁。